Este libro se amortiza solo, porque te vas a ahorrar un montón de dinero en comida basura, suplementos que no funcionan, médicos y medicamentos con efectos secundarios nefastos; Como dice el dicho "prevenir mejor que curar" y te ahorras dinero y sufrimiento, vivir enfermo es una de las peores cosas que hay en la vida, de hecho, sólo hay una cosa peor, perderla

Hay gente que se medica para tener un colesterol bajo o evitar que se le coagule la sangre, mientras continua con el desajuste hormonal, los órganos taponados que se lo pueden estar provocando, y los malos habitos alimenticios, sin saber que:

TODA ENFERMEDAD TIENE UN ORIGEN CONCRETO, NO ES FRUTO DE LA CASUALIDAD NI DE LA MALA SUERTE, A LO LARGO DE ESTE LIBRO TE ENSEÑO CUALES SON ESOS ORÍGENES, **YA QUE SOLAMENTE TRATAR LOS SÍNTOMAS DE LA ENFERMEDAD PERO PASAR DE LO QUE TE LA ESTÁ PROVOCANDO, TE PUEDE CONDUCIR A LA MUERTE**

En este libro voy a tratar los 4 orígenes claros de la mayoría de enfermedades de nuestro tiempo, que són:

1- El circulo vicioso de un alto nivel de las hormonas corticoides, que conducen a la diabetes, al infarto, a la depresión y finalmente al cansancio crónico

2- Los desechos metabólicos (basura), la mayoria de carácter ácido, acidosis que conduce a la muerte, són ácido carbónico (de los hidratos de carbono, o sea azúcares), ácido úrico (de las proteinas), ácido láctico (de la falta de oxígeno), ácido acetoacético y ácido betahidroxibutírico (de la oxidación de las grasas), además de sulfatos, fosfatos y amoníaco (de haber extraido los hidratos de carbono de los aminoácidos)... tóxicos que hay que eliminar para no enfermar

Imagina que en tu casa no barres, no fregas, no ventilas, no sacas la basura, ni te duchas nunca, ¿cuanto crees que tardarias en enfermar?

Pues en el cuerpo pasa lo mismo, **"mantener limpia la sangre es sinónimo de estar sano"**

3- Problemas o taponamientos en los sistemas de filtrado de esos residuos tóxicos (en riñones, hígado y pulmones) que filtran la sangre que es a donde van a parar todos esos residuos

La sangre y tiene que tener un Ph entre 7.35 y 7.45 (es vital para seguir vivo), y los conductos por donde pasa tienen que estar limpios, cualquier desajuste en los mecanismos que regulan ese Ph son sinónimo de enfermedad o de muerte, el principal regulador del ácido es el bicarbonato metabólico (NO el de farmacia) que producen hígado, riñones y páncreas pero que también regula en los pulmones, respirar mal igual a acidificar o alcalinizar la sangre, lo mismo que estar encerrado muchas horas en habitaciones sin ventilar, ya que respiras tu propio ácido carbónico o el de los que están contigo, falta de oxígeno que obliga al cuerpo a producir ácido láctico

4- La dieta (ya que todo el cuerpo esta hecho de lo que comes y funciona con lo que comes, incluido el sistema inmunológico que te salva la vida a cada instante), veamos un ejemplo:

A cada respiración entran esporas de hongos que están flotando en el aire al pulmón, si el sistema inmunológico no las destuyese constantemente, tus pulmones serían devorados y podridos por esos hongos en pocos minutos, además de ácaros, virus y bacterias que están por todas partes y se reproducen muy rápido para parasitar o devorarte en cuanto tengas el sistema inmunológico débil (luego hablaré brevemente de cómo funciona el sistema inmunológico y de que usa para mantenerte con vida)

No olvides que el exceso de comida también es basura en el cuerpo, obstruye y sólo sirve para enfermarnos y descontrolar a bacterias y hongos que de forma natural están dentro de nuestro organismo

En resumen, si esta claro que el cuerpo no es nada más que un 60% agua

con 30 grupos **amín** divididos en 20 **amin**oácidos y 13 vit**amin**as que forman las proteinas y enzimas, junto con algún mineral..., siendo por tanto el cuerpo tan simple y tan sencillo de mantener, ¿como puede ser que tanta gente enferme? ¡Pues por ignorancia!!!!

Lo explico en 7 capítulos distintos para que quede muy claro

1- La cortisona descompensada que provoca una enfermedad detrás de otra, muy difíciles de curar

2- Como ya he dicho, el cuerpo para funcionar produce residuos tóxicos en gran cantidad, además de los que entran por los pulmones, la piel, el agua y la comida, eliminarlos es imprescindible para seguir viviendo, en este capítulo 1 hablaré de como neutralizarlos y cómo de paso adelgazar lo más fácilmente posible (de qual es el truco infalible) ya que estar delgado te alarga la vida, también os diré por qué mantener a raya el ácido clorhídrico del estomago es tan bueno 2.1, y de lo importante que es mantener limpios los 3 filtros que tiene el cuerpo por donde se eliminan esos ácidos y otros tóxicos (hígado, riñones y pulmones) pues no se destaponan por si solos 2.2

3- Hay vitaminas y minerales que no se almacenan en el cuerpo o que se destruyen con la cocción o la exposición a la luz o al aire (oxidación), hay que aportarlos intactos en pequeñas dosis constantemente. De poco sirve tomarse un pastillón de multivitaminas 1 vez a la semana... veamos por qué: Si tu te duchas hoy 40 veces..., ¿¿significa que no tendrás que ducharte en los próximos 40 dias?? para nada, a la semana apestas, y dañas la piel, pues lo mismo ocurre con atiborrarse de vitaminas en comprimidos, las vitaminas hidrosolubles que te tomes de más , las elimina el cuerpo a través de los riñones, o provocando diarrea, ya que se almacena muy poca cantidad, sobrecargan los riñones o forman cristales si se mezclan con calcio, colesterol u oxalatos, ect... y los

tapona, además engordan (contienen carbono) y es peligroso (véase apartado vitaminosis en este capítulo donde explico las principales funciones de cada vitamina) 3.1 y cada mineral en concreto y por qué algunos minerales tienen que estar en equilibrio 3.2

4- De los 20 aminoácidos, 8 no los sabe fabricar el cuerpo, hay que comerlos, y los otros 12 derivan principalmente de esos 8 aminoácidos esenciales, por tanto, si no tienes un aporte de los 8 aminoácidos esenciales tampoco podrás tener los no esenciales, además , los no esenciales, el cuerpo los fabrica en cantidades limitadas, por tanto lo mejor es tomar todos los aminoácidos en la cantidad que usa el cuerpo, en este capítulo 3 hablaré de cada uno de ellos, y no olvides que comer demasiadas proteinas (o sea aminoácidos) puede dañar el riñón y por ende las articulaciones (ácido úrico y amoníaco que son muy irritantes)

5- El 60% del cuerpo es agua, por tanto hablaré aqui de cuando y cuanto conviene beber, de la famosa agua alcalina y cómo se usa para adelgazar y eliminar ácidos y tóxicos (pero sin pasarse), además trataremos el tema del agua fluorada, tambien del cloro y por qué son perjudiciales para la salud

6- ¡La guerra bactereológica! En este capítulo daré un breve repaso de que usa y cómo funciona el sistema inmunológico, 6.1 hablaré de virus, bacterias, hongos, ácaros, priones y parásitos en general, y como evitar que prosperen en tu cuerpo 6.2 y de porqué esa guerra tan antigua nos obliga a tener sexo 6.3

7- Capítulo enfocado en toda la porqueria que contienen algunos alimentos procesados, de los metales pesados, alimentos que se sospecha

producen cáncer, de los pesticidas, microplásticos que alteran nuestras hormonas, ect... 7.1 hablare de las hormonas, cuales son las principales y para que sirven en el apartado 7.2 y finalmente donde se esconde el secreto de la vida eterna y de la eterna juventud 7.3 y su relación con los telómeros, la relajación y la melatonina

Nota importante: Este es un libro para el público mayor de edad en general, yo no conozco las patologías concretas de cada lector, por tanto no sigas las recomenciones este libro sin la consulta, revisión y autorización de un médico titulado

Capítulo 1

Efectos nefastos de un alto nivel de Cortisol y hormonas del estrés prolongados en el tiempo:

Enfermedad 1- **Presión** arterial demasiado **alta**

Enfermedad 2- Niveles de azúcar e insulina por las nubes que agotan al páncreas y provocan un rechazo a la insulina que conduce a la **diabetes tipo 2**

Enfermedad 3- **Inhibe la producción de las demás hormonas**, por tanto, infertilidad, mala digestión, acidez de estomago, insomnio, cct... que desenvocarán en el deterioro de los órganos vitales

Enfermedad 4- **Ralentiza el funcionamiento del sistema inmunológico** y qualquier virus nos atacará mucho más facilmente enfermandonos, además de **caries, células defectuosas que no se destruyen a tiempo...**

Enfermedad 5- Frustración, ansiedad, miedo, agresividad mental o verbal, o perder las ganas de vivir... Malestar y **desequilibrios mentales** que a su vez harán que augmente el nivel de Cortisol y hormonas del estrés, entrando en un círculo vicioso que se retroalimenta

Recuerda que al cuerpo, el deshacerse de demasiados medicamentos o toxinas como alcohol, tabaco, drogas o demasiada comida también le estresan, asi como los cruces de campos magnéticos nocivos y la deshidratación (que es muy estresante para él)

<u>Enfermedad 6-</u> Ansiedad por comer, por tanto, **obesidad, niveles altos de colesterol malo, placas en las arterias** y por tanto posible futura **coagulación de la sangre en las venas, infartos, ambolias...**

Todas esas enfermedades, estados de ánimo y los medicamentos que hay que tomar, nos conducirán a más estrés, y entraremos como ya he dicho en el círculo vicioso del Cortisol y las demás hormonas del estrés, y probablemente también al círculo vicioso del azúcar

No olvides que lo que te estresa o provoca ira y por tanto augmento del Cortisol, puede ser real o imaginario, el cuerpo segrega las hormonas según tus pensamientos, no sabe distinguir entre una amenaza real o una imaginada, ten cuidado con lo que piensas, una agresión verbal que te hicieron durante 10 segundos, retroalimentada por la mente, puede dañarte durante años, si algo tiene solución, solucionalo, sino, pasa de ello, no te hagas mala sangre

<u>Enfermedad 7-</u> Cuando el cuerpo diga "ya no puedo más ", no soporto tanto estrés, puede desenvocar en un **cansancio crónico; Agotamiento** acompañado de un **desajuste hormonal y del sueño** muy difícil de curar

En resumen:

Los humanos tenemos 2 ciclos, el de vigilia, huida y ataque, controlado por el Cortisol, y el de descanso y reparación controlado por la melatonina

Si todo funciona correctamente, empezamos la mañana con un adecuado nivel de Cortisol para afrontar el día, y va disminuyendo (importante) hasta la noche que es cuando augmenta la melatonina hasta las 3 de la madrugada, y esta empieza a disminuir lentamente hasta dar paso al Cortisol a la mañana siguiente, si esto es asi, perfecto, pero sinó empieza la cadena de problemas de salud, más hoy en dia que ante una situación de amenaza o estrés no huimos ni atacamos como hacen los animales (**o sea, que no gastamos energía**), por tanto todo ese exceso de azúcar, insulina, presión alta, agresividad, testosterona, ect... que nos provoca el Cortisol no hacen nada más que enfermarnos, ¿y como solemos quitarnos la ansiedad que nos produce un exceso de Cortisol? Pues algunos bebiendo alcohol, fumando o comiendo más de la cuenta, lo qual empeora aún más la situación

¿Y como desacerse del estrés?

Cuando alguien te hace cabrear, y por tanto te pone violento y suben tus niveles de Cortisol, sueles reprimir el impulso de golpear o enviarlo a la mierda, (tal vez por educación, porque es más fuerte que tu, porque no te gusta la violencia, porque es tu jefe y perderías el trabajo, o porque eres un niño y no te queda más remedio que soportar a tus padres o viceversa, etc...), asi que no te queda otra que reprimir el golpe o agresión verbal agarrotando los musculos, que es la más visible de las consequencias del estrés

Esos agarrotamientos són producidos por impulsos eléctricos que envia el cerebro a través de los nervios, si se reprimen demasiado, vuelven al subconsciente sobre-excitandolo, provocando más ira, frustración, rencor, y por tanto más Cortisol, en consecuencia, hay que deshacerse de ese exceso de bioelectricidad y de hormonas del estrés

Las formas más eficaces de desagarrotar el músculo y evitar que roben toda la energia al cuerpo, (pues para mantenerse agarrotados necesitan energía), són las siguientes:

<u>Calor</u>: Sauna o aguas termales (el calor disminuye la bioelectricidad), desinflama, al igual que un buen masaje que también relaja los nervios

<u>Descarga</u>: Caminar descalzo por la arena o la hierba para que el exceso de bioelectricidad que pasa por los nervios vaya a tierra (carga negativa), ya que la goma del calzado lo impide, (sólo se puede hacer si no hay tormenta, los rayos existen)

<u>Meditación</u>: dejar la mente en blanco pasando de los pensamientos, como si fueran nubes que pasan por la mente a las que no hay que prestar atención, ya que es tu momento de relax (al principio el subconsciente intentará evitarlo, ya que no le gustan los cambios)

<u>Modificación</u>: Solucionar aquellas situaciones que te estresan, irritan o pasar de ciertos tipos de personas siempre que sea posible y sea conveniente (lo digo porque puedes cambiar de trabajo, pero no de jefe, porque son todos iguales)

<u>Alimentación e infusiones</u>: Alimentos con triptófano (aminoácido que te hace sentir bien), extractos de hierva de san juan (hipérico), tila o salvia antes de acostarse, te ayudarán a relajarte

<u>Moverse</u>: Caminar o hacer ejercicio harán que gastes ese exceso de azúcar, tensión muscular y hormonas de ataque-huida

<u>Eliminando el círculo vicioso del azúcar y los excitantes</u>: Alimentos como el azúcar refinado o con alto indice glucémico, inundan de glucosa el torrente sanguineo muy rápido, como la sangre no puede pasar de un cierto limite de azúcares o moriríamos, el cuerpo segrega mucha insulina para que sea almacenada muy rápido en forma de grasa (almacenamiento de grasa=hidratos de carbono que no se usan+insulina)

Por tanto, si el nivel de azúcar en sangre disminuye rápido porque el que hemos consumido es de absorción rápida, se acaba rápidamente, con lo qual tenemos más ganas de azúcar, si continuamos dándoselo refinado y de absorción rápida volvemos a repetir el ciclo

Normalmente este ciclo de nivel alto de azúcar en sangre, seguido de un nivel bajo, nos provoca una pájara que hace que nos sintamos cansados y somnolientos, por tanto solemos tomar café u otros excitantes que provocan ansiedad y nervios, ansiedad que solemos eliminar comiendo cosas dulces

No olvides que el café también tiene efecto rebote, pasa de espabilar a hacerte sentir cansado, además agota al hígado, que tiene que eliminarlo, como es diurético también agota a los riñones y te deshidrata, es ácido y daña al esófago y estomago

En mi opinion, y eso si, sólo es eso, una opinión, la cafeina es en realidad un pesticida natural que fabrica la planta del café para evitar que las plagas se la coman, al igual que la mayoria de plantas que han desarrollado mecanismos o venenos para evitar ser comidas hasta la extinción, ya que no pueden huir de sus depredadores

Capítulo 2

Como adelgazar, deshacerse de los residuos metabólicos y la importancia de tener limpios los 3 órganos de filtrado

Si no te interesa adelgazar sin esfuerzo y tener así tus arterias limpias de grasa y mortal colesterol malo, puedes pasar al apartado 2.2 o qualquiera de los muy interesantes capítulos que hay en este libro

Apartado 2.1 ADELGAZAR FACIL y como de paso destapar las arterias **(empiezo en este punto porque las placas de grasa y colesterol acumulados en las venas pueden desprenderse y taponarlas provocando infartos, ambolias o sea paralisis en un lado del cuerpo, coágulos de sangre y son estas placas y coágulos la causa de muchísimas muertes)**

Luego hablaré de la acidosis y de sus mortales consecuencias

Para empezar hay que saber que cuando te has alimentado mucho tiempo con dietas altas en hidratos de carbono, las células suelen crear resistencia a la insulina reduciendo la cantidad de receptores que hay de esa hormona en la membrana celular, por eso a mucha gente obesa le

resulta tan difícil adelgazar, con un análisis de sangre en ayunas que nos mida la cantidad de insulina sabremos que resistencia a la insulina tenemos, la insulina es la llave que permite que los hidratos de carbono entren en la célula para ser oxidados y obtener energia, la pre-diabetes o resistencia a la insulina dificulta quemar calorías, por tanto engordamos y encima nos sentimos más cansados, cambiar de dieta es imprescindible para cambiar esta situación

En resumidas cuentas, ¿De que forma una persona con exceso de grasa puede adelgazar rápido y sin efecto rebote?:

1-Evitando los picos altos de insulina en sangre, se consigue consumiendo alimentos de bajo índice glucémico, es decir, que al digerirlos, vayan aportando su glucosa a la sangre lentamente, y que además contengan pocos hidratos de carbono. Esto es fundamental para adelgazar

En la sangre no puede haber ni demasiada, ni demasiada poca glucosa, o moriríamos, por tanto, picos altos de glucosa, hacen que la insulina la almacene en forma de grasa rápidamente, y produzca hambre, al bajar rápidamente el nivel de azúcar en sangre (círculo vicioso)

2- Una vez el cuerpo detecte que consumes menos calorías que antes, bajará el metabolismo, y empezará a destruir músculo, por tanto, haremos ejercicios destinados a augmentar la masa muscular o por lo menos a conservarla, es más importante eso que correr o caminar (cardio)

3- Mantendremos a raya las hormonas del apetito y reforzaremos las quema-grasas y las que suban el metabolismo (hormonas tiroideas)

Nota: no se puede tener un nivel hormonal adecuado si no se duerme lo suficiente, dormir poco es sinónimo de obesidad, lo mismo ocurre con demasiado estrés, el triptófano nos quitará la ansiedad, el yodo (sin pasarse) sube el metabolismo, etc

En resumen, convienen calorías de absorción lenta, conservar o augmentar la masa muscular y subir el metabolismo si esta bajo (pero sin pasarse)

<u>Esto es importante</u> (porque nos deja claro qual es el verdadero origen de la obesisdad, y de las placas que se forman en las arterias por exceso de colesterol malo): Algunos pájaros de europa que emigran anualmente al áfrica tropical, para poder hacer ese largo viaje, augmentan su peso diario una barbaridad solamente cambiando la dieta, dejan de comer insectos y orugas y pasan a comer mucha fruta y semillas con muchos hidratos de carbono, cuando llegan a su destino adelgazan de nuevo muy rápido simplemente volviendo a cambiar de dieta, ya que necesitan estar delgados para poder huir rápidamente de sus depredadores

Pues esa es la clave, suprimir de la dieta todos aquellos alimentos altos en hidratos de carbono y grasas y perder un montón de kilos sin hacer nada, es muy fácil, pasas de comer trigo, patata, maiz (que tiene mucho azúcar llamado fructosa), tubérculos (almidón, fécula), azúcar refinado y arroz que engordan una barbaridad a comer verduras de hoja verde (el potasio y la fibra que contienen, tienen un efecto saciante), algo de marisco, carne sin grasa a la plancha, setas, caracoles, clara de huevo que sólo es proteina, calamar o sepia a la plancha, ensaladas...

¿Que no te gustan las verduras?, pues engaña al paladar... las pasas por la liquadora con caldo de huesos (tiene mucho colágeno y calcio y encima es barato), o le añades unos 2 gramos de queso fuerte o un chorrito muy pequeño de aceite de oliva para dar sabor, o especias, o alguna gamba, o pollo a la plancha, pescado magro, qualquier cosa que le dé sabor pero que añada poquísimas calorias a la dieta, o unas setas shiitake o champiñones italianos, **¿por qué mejor en papilla?** pues porque la digestión pesada cansa y hace que produzcamos demasiado ácido clorhídrico en el estómago para digerir, que luego habrá que neutralizar fabricando bicarbonatos en hígado y riñones sobrecargandolos; De esta forma matamos 4 pájaros de un tiro:

1- Neutralizamos los ácidos de desecho comiendo verdura que es alcalinizante y reducimos la cantidad de ácido clorhídrico que se necesita en el estomago para descomponer y digerir, ácido éste último, que si no se neutraliza bien, daña o perfora los intestinos, eso lo hacen los riñones, el páncreas y el higado produciendo bicarbonatos (no el de la famacia, pues al entrar al estomago reacciona), estos bicarbonatos alcalinos, los introduce el cuerpo en el intestino de forma natural

Cuanto más ácido clorhídrico produzcas para descomponer los alimentos, más bicarbonato tendrá que producir higado, riñones y páncreas para neutralizarlo, y a cierta edad hemos perdido parte de esa capacidad, por tanto, para personas mayores, comida escasa y de fácil digestón, mejor en papilla

Nota: al eliminar los ácidos de desecho e hidratarse, el cuerpo puede subir el metabolismo, ya que quemar más calorias produce más desechos, y un cuerpo con demasiados desechos obliga a ralentizar el metabolismo para no producirlos aún mas

2- Las digestiones pesadas cansan y provocan somnolencia, aligerándolas, nos sentiremos más activos y despiertos

3- Los alimentos mal digeridos fermentan y se pudren provocando tóxicos, dándoselos ya descompuestos pasan rápido a la sangre sin intoxicar, como sí lo harían, si tardaramos más en digerirlos. En especial la carne, nuestro sistema digestivo es de omnívoro, no de carnívoro, nuestro ácido es demasiado débil para digerir mucha carne, en consecuencia fermenta y se pudre en los intestinos produciendo muchos gases y substancias dañinas

4- Las bacterias nocivas al no tener tanto que comer en los intestinos por la rápida digestión no se reproducen tanto, un ejemplo sería el perjudicial hongo candida albicans, más aún porque le damos poco azúcar que comer.

Las bacterias de nuestros intestinos son buenas siempre que estén bajo control, demasiadas te enferman

No olvides que la digestión empieza en la boca, mezcla bien el alimento con la saliba y perderás el hambre más pronto, ya que te sentirás más satisfecho, las enzimas de la saliba descomponen el alimento con lo cual llega antes a la sangre, te sacias más pronto y comes menos

Una enzima es una proteina que acelera hasta 100 veces las reacciones químicas, por tanto son vitales para digerir

Nota: las bacterias buenas de los intestinos son anaerobias, es decir mueren en presencia de oxígeno, asi que tritura los alimentos en el tiempo justo para que no se oxiden, o dentro de un líquido que los proteja del aire

Hay 2 tipos de alimentos: los que provocan acidez y los alcalinizantes que eliminan la acidez, y como nuestro cuerpo para funcionar produce más ácidos, necesitas comer más alimentos alcalinos

Un buen antiinflamatorio si te sientes inflado seria la curcuma (no si tomas medicamentos), que sabe mal, pero es uno de los antiinflamatorios más potentes de la naturaleza.

La leche de vaca en cambio produce mucosidad, tiene más fósforo (muy ácido) que calcio, por tanto va mal para los huesos y tapona con moco, lo qual dificulta la absorción de ciertos nutrientes provocando que el cerebro te dé hambre para tratar de obtenerlos, produce somnolencia y tiene un azúcar doble llamado lactosa de la que mucha gente tiene problemas de intolerancia, por tanto engorda, y tiene hormonas que tu cuerpo absorbe; Puedes buscar **substitutos a la leche bajos en calorias** o fabricarlos tu mismo con la licuadora por mucho menos dinero (la de **soja** en muchos casos **no** es buena)

Lo mejor es pasarse a la verdura, es barata y ahorrarás mucho dinero. Aqui, en el sur de europa, donde el sueldo normal es de 1200 euros, 1 col, 1 apio, 2 pepinos 2 tomates, y 3 calabacines cuestan 5 euros en el mercado (2019) y 1 kilo de zanahoria 65 centimos (pero tiene más

**calorias), con eso como un montón de veces, adelgazando ahorro mucho
dinero en comida y es de lo más sano que se pueda hacer, no hay que
tomar suplementos y es una dieta anticáncer, antiinfartos y libre de
tapones de colesterol en las venas, de hecho los romanos usaban el jugo
de col como tratamiento contra el cáncer,** las setas (bajísimas en calorias)
me las cultivo yo mismo o salgo al bosque a buscarlas, es fácil e incluso
venden kits donde ya vienen sembradas, pero sale más caro, no olvides que
algunas setas son venenosas asi que si no las conoces bien, nunca te las
comas, mejor cómpralas; Unos calamares a la plancha, sepia a la plancha o
alguna gamba (pocas), o endivias son comidas sabrosas con bajísimo
porcentage de hidratos de carbono y grasas, **de nada sirven las dietas
temporales que tienen un efecto rebote que te dejan con más obesidad
que antes, lo mejor es cambiarte a alimentos bajos en calorias pero
saciantes y sabrosos, ¡de por vida! (saciantes: el potasio de la verudra,
fibra, vitaminas y minerales naturales...) Y encima ahorras dinero,
(porque comer a todas horas sale muy caro)**

Nota: **no olvides que el cuerpo sabe contar calorias, si no mantienes o
augmentas la masa muscular y/o mantienes el metabolismo óptimo, el
cuerpo ajustará el gasto de calorias al nuevo bajo consumo y entonces
no adelgazas nada y encima te sentiras cansada/o al más mínimo
esfuerzo**

**Dieta+musculación+metabolismo óptimo+hidratación+dormir bien,
sinó, es es imposible adelgazar, y encima tendrás el tan temido efecto
rebote,** pide ayuda a amigos y familiares para que te animen a salir más y a
hacer más ejercicio, también puedes consultar con un médico especialista
para que te recete algo para el control de grasa, pero léete bien los efectos
secundarios, los medicamentos los suelen tener

**Para evitar que el cuerpo se alimente de su propio músculo
destruyendolo y almacene más grasa porque cree que hay hambruna,
pasaremos a la fase 2, que es obligar al cuerpo a tener un metabolismo
alto, y a mantener la masa muscular intacta haciendo ejercicios, sirven
incluso los de gandúl**

¿y que son los ejercicios de vago mandroso? pues sentado en el sofa
mirando la tele o viendo videos por internet, que es lo que más me gusta,
cojo una botella de agua de litro y medio y empiezo a levantarla con el
brazo, luego voy levantando una pierna, luego la otra, abro y cierro las
manos, quemo calorias pero sin cansarme y obligo al cuerpo a mantener la
masa muscular para poder realizarlos. ¿ Que todavia soys más mandrosos
que yo? Pues los haceis tumbados en la cama, que para el caso es lo mismo,
yo tengo una bicicleta elíptica sin silla que me va genial cuando me dan
ganas de moverme (porque en invierno hace frio y oscurece muy temprano y
en verano demasiado calor para salir a correr fuera, además me distraigo
viendo la televisión mientras me ejercito con ella, cuestan unos 160 euros),
hago unos minutos de cardio y eso me mantiene en forma, aunque levantar
pesas es lo más efectivo, incluso aunque se haga poco

Se puede adelgazar todavia más rápido con la piel de naranja amarga
verde que se usa en la medicina tradicional china bajo el nombre de **zhi shi**,
no pone nervioso y encima activa los receptores de la grasa, quemandola y
produciendo una subida de la temperatura corporal (recomiendan entre 3 y 5
gr/día, pero consulta a tu médico para saber que dosis tomar), eso sí, mejor
comprarla en polvo puro, no en farmacias o en herboristerias mezclado ya
que su concentración es demasiado baja y su precio demasiado caro (y puede
no funcionar)

La canela, que tiene un efecto similar a la insulina llevando los azúcares
dentro de la célula para ser consumidos, también ayuda, pero nunca te pases
de la dosis diaria recomendada en ambos productos (consulta a tu médico si
puedes tomarla). Si sigues estos fáciles tips, bajarás rápido de grasa corporal
(aunque **no olvides que el cuerpo empieza oxidando la grasa que tiene en
los órganos internos antes de la que tiene bajo la piel, por tanto la
primera semana te parecerá que no pierdes nada, pero en realidad sí
que adelgazas**)

El truco está en tener siempre alimentos con poca grasa e hidratos de
carbono en la nevera y el congelador, para cuando te entre el hambre voraz,
te hartes de ese tipo de comida y no de porquerias que engordan, luego te

digo cuales son las 6 hormonas encargadas de la sensación de hambre

Recuerda además , que la grasa pesa mucho menos que el músculo, por tanto no puedes medir la pérdida de grasa pesándote, sinó con la talla de los pantalones que es la que te indicará cuanta grasa pierdes, eso es debido a que **la grasa ocupa mucho volumen, tan sólo 2 kilos te dejan una barriga enorme, a medida que ganes músculo y pierdas grasa pesarás más en la báscula, pero te verás mucho más delgada/o, por eso pesarte en la báscula no te va a servir para saber cuanta grasa estás perdiendo**

NOTA: si consumes pocas grasas, y poco colesterol y SI consumes vitamina C natural y los aminoácidos que forman el colágeno, podrás tener las arterias y venas sin placas y evitarás infartos, ambolias, coagulos y un montón de enfermedades; Si además comes suficiente de los 2 aminoácidos que las deshacen, tendrás todos los números para vivir muchos años con una salud excelente, hay pocas cosas en la vida peor que vivir enfermo, o con la muerte amenazando a cada monento

Y no te procupes por el omega 3, sólo los 2 ácidos grasos esenciales que son poliinsaturados, son necesarios para el ser humano, el resto los sintetiza el cuerpo a partir de otros compuestos (hidratos de carbono, grasas... en forma de triglicéridos) y, son:

El **alfa-linolénico** (ALA)- es una cadena de 18 carbonos, forma parte de la serie omega-3, pero la cantidad diaria necesaria es ridícula y estas grasas se acumulan en el tejido adiposo

Fórmula: C18 H30 O2

Y **el linoleico** (LA)- también es una cadena de 18 carbonos, pero forma parte de la serie omega-6

Fórmula: C18 H32 02

Presentes en pescado azul, frutos secos (muchas calorias), semillas y aceite de oliva, entre otros

Incluso el intestino grueso con la fibra de las verduras fabrica omega-3, los suplementos son sólo marketing, ¿has visto alguna vez un chimpancé o gorila comiendo suplementos de omega 3, o grasas, aceites o excesos de proteina?

La cantidad de vitamina B12 que necesita un ser humano en toda su vida es apenas unos pocos gramos, por tanto, se puede ser ovo-vegetariano sin ningún tipo de problema, además , las plantas también contienen proteinas (véase vitamina B12 en el apartado viaminas para comprovar lo que afirmo)

Yo no soy ovo-vegetariano, ni lo quiero ser, pero que no te engañen, lo puedes ser y es aun más sano que comer carne, lo que no es bueno es ser sólo crudívoro, nuestro sistema digestivo no es ni por asomo tan eficaz como el de los animales, además , las plantas crudas pueden contener compuestos dañinos para evitar ser comidos por las plagas (ejemplo: las lectinas)

<u>NOTA IMPORTANTE</u>: **Si vas a perder peso muy rápido, tienes que asegurarte de tener siempre un nivel de azúcar en sangre por encima de 70 mg/dL o podrías desmayarte o incluso morir, la dieta se empieza paulatinamente para dar tiempo al cuerpo a adaptarse a la nueva situación y a mantener por si mismo un nivel óptimo de azúcar en las venas produciendo las hormonas pertinentes, lo mismo haciendo deporte, empieza poco a poco para que el cuerpo se acostumbre y se adapte a ello,** empieza la dieta verde con la cena, como te vas a la cama no vas a gastar calorías, luego empiezas con las comidas del mediodía, y no olvides beber agua fuera de las comidas, no se puede tener un metabolismo alto sin la suficiente hidratación, el 60 % de un cuerpo adulto es agua y además la gasta respirando, orinando y sudando...

Los 10 factores y hormonas encargados de la sensación de hambre y

saciedad:

1- Adiponectina- Es una hormona que aumenta la quema de grasas y la sensibilidad a la insulina e inhibe la fase inicial de la aterosclerosis impidiendo que se formen placas en las venas, además es un buen antiinflamatorio, y se cree que protege al hígado de su cáncer principal. Curiosamente, cuanto más obeso se está menos de esta hormona quema-grasas y saciante hay en tu cuerpo

2- Grelina- la segrega el estomago, tiene 2 funciones, producir hambre y producir hormona del crecimiento, a veces beber agua entre comidas en vez de picar llena el estomago y disminuye esta hormona

3- Leptina- da señal al hipotálamo cuando hay exceso de grasa corporal para que reduzca el apetito además de acelerar el metabolismo, la resistencia a esta hormona (los obesos suelen tenerla) da ganas de comer constantemente, sobretodo dulces (principalmente al anochecer), reducir la ingesta de carbohidratos mejorará esta situación

Nota: no confundir la lectina con la leptina, son 2 cosas distintas

4- Cortisol- como éste sube los niveles de azúcar e insulina en sangre, da antojos de comida para que no nos falte glucosa, y ya que es la principal hormona del estrés, y comer nos calma y relaja, nos dará ganas de picar entre comidas, conviene estar activo, pero relajado

5- Insulina- promueve el almacenamiento de grasa y es inflamatoria, demasiado consumo de hidratos de carbono (azúcares), hará que entres en el círculo vicioso del azúcar, sobretodo si son alimentos de alto índice glucémico, que pasan ese azúcar a la sangre demasiado rápido y obligan al páncreas a producir demasiada insulina la cual baja rápido el nivel de azúcar en sangre, produciendo más hambre de azúcares, y engordando (tener resistencia a la insulina puede producir constante sensación de hambre todo el día)

Este círculo vicioso es debido a que la sangre no puede soportar un nivel demasiado alto de glucosa, ni puede vivir con un nivel demasiado bajo, por tanto los alimentos deben ser de los que aportan un nivel constante pero bajo de azúcares a la sangre, a esos alimentos de absorción lenta se les llama de "índice glucémico bajo", encontrarás una lista en Internet

Nota aclaratoria: un alimento puede tener muchos azúcares pero que entran en la sangre lentamente (de absorción lenta), y otros alimentos pueden tener pocos azúcares pero se absorben muy rápido (por ejemplo algunas frutas), por tanto una cosa es la cantidad de azúcar que tiene un alimento (calorías) y otra es a la velocidad que entra a la sangre en ser digerido (indice glucémico)

6- Colecistoquinina- al llegar proteínas y grasas al intestino, esta hormona disminuye el apetito, la ingesta de frutos secos promueve su producción (pero pocos ya que tienen muchas calorías)

7- neuropéptido Y- regula el apetito, es ansiolítico, regula el ciclo circadiano

8- carencia de los nutrientes que el cuerpo necesita y que una dieta basura no le proporcionan, sobretodo carencia de vitaminas hidrosolubles, sin las cuales no puede realizar sus funciones (véase ciclo de krebs en este libro), ya que el cuerpo, si necesita por ejemplo Vitamina B6 ó Zinc, no sabe como decírtelo, sólo hará que sientas más y más hambre hasta que disponga de ellos

9- desequilibrios en la digestión y/o inflamación de las mucosas intestinales que impiden que ciertos nutrientes puedan ser absorbidos, y el cuerpo da la sensación de hambre porque carece de esos nutrientes o minerales esenciales

Es decir, en el apartado 8 es la comida basura la que produce hambre por carencia de nutrientes y en este apartado 9 es la mala digestión, y absorción de la dieta que incluso siendo sana y nutritiva produce hambre, porque los nutrientes no han podido ser absorbidos (también demasiada mucosa intestinal, exceso de café o té o alimentos que inhiban la absorción de minerales)

Hay gente que también tiene un problema, a veces hereditario, que confunde la sensación de hambre con la de sed, y en vez de beber agua, comen

10- hay ciertas bacterias y gusanos parásitos en colon y estómago, que pueden segregar substancias para que no dejes de comer y así proliferar

Las bacterias intestinales se heredan de la madre, y yo sospecho que madres con tendencia a la obesidad pasan a sus hijos dichas bacterias

Recuerda: **Para bajar peso es imprescindible que en la dieta haya poco trigo, patatas, maíz, azúcar refinado y arroz** que engordan una barbaridad

Si, ya sé, alguien esceptico pensará: pero si los japoneses comen mucho arroz y no engordan..., pero eso no es cierto, porque la cantidad en su plato es de apenas un puñado pequeño y un poco de pescado o verdura, mientras que en la paella o arroz herbido de un occidental hay almenos el triple o cuadruple cantidad de arroz, más todo lo demás que nos zampamos, carne o pescado, huevos, bebida alcohólica o refresco, pan, postre, café azucarado, etc..., los japoneses engordan poco porque comen poco, excepto los luchadores de sumo que engordan mucho pues porque comen mucho. Si comes mucho y encima es de absorción rápida (indice glucémico alto) y de muchos hidratos de carbono (o sea glucosa, fructosa, maltosa, sacarosa, almidón, fécula, lactosa, galactosa (de la leche), y otros tipos de azúcar) y el maiz tiene mucha fructosa, pues te pones como una foca a menos que hagas muchísimo deporte o levantes pesas

Mejor pásate al té que no tiene efecto rebote, y no es ácido como el café, pero cuidado tiene oxalatos que podrían taponarte los riñones formando piedras allí si tomas demasiado (una limpieza de riñon cada 2 años podría solucionarlo)

1 gramo de proteina o de hidrato de carbono tiene 4 kilocalorías mientras que 1 gramo de grasa tiene 9, más del doble, por tanto cuando te entre el hambre conviene tener a disposición comida de pocas grasas, pocas calorías

con bajo índice glucémico si pretendes bajar de peso

<u>Hablemos ahora de la acidosis, de cuales son sus nefastas e incluso mortales consecuencias</u>

Si no bebemos suficiente agua o alimentos alcalinos, podemos acumular ácidos de desecho en el cuerpo y por tanto el cerebro ralentizará el metabolismo para **NO** producir más acidez, oxidando menos grasas y azúcares, con lo qual engordaremos, si por algún motivo continuamos almacenando ácidos, se producirán enfermedades según el sitio donde se acumulen:

Si el ácido ataca la mielina que recubre los nervios tendrás enfermedades de tipo nervioso, si es secretado en exceso a través de la piel puede ser quemazón, enfermedades de la piel o caspa, si te atacan al cerebro puede producir enfermedades degenerativas, si esos ácidos atacan al sistema digestivo, úlceras, colon irritado, si atacan a las células pueden matarlas o producir cáncer, si atacan al músculo como el ácido láctico lo hace al hacer mucho ejercicio, pues dolor muscular, cansancio..., si ataca el ácido úrico a las articulaciones, pues un dolor e inflamacion de lo más dolorosa (como si te clavaran agujas), **qualquicra que haya introducido un trozo de pollo con hueso en un vaso de refresco de cola durante una noche, sabe de lo corrosivos y destructivos que son los ácidos, puesto que lo desace completamente hasta no dejar nada, pues eso hace en tu cuerpo la acidosis, corroerlo y destruirlo por dentro, de hecho el cáncer, al tener insuficiente oxígeno para obtener energía produce mucho ácido láctico, ya que suele fermentar el azúcar en lugar de oxidarlo, o sea, corrosión total!**

Y como las células cancerosas estan ansiosas de más y más energía, fermentan azúcar en grandes cantidades pudiendo producir la muerte no sólo por acidosis, sinó también por falta de azúcar en sangre o sea, morir de hambre

Y aqui es cuando la importancia de este libro cobra sentido, **PARA OBTENER ENERGÍA A TRAVÉS DEL CICLO DE KREBS (lo normal) SE NECESITAN 4 VITAMINAS DEL GRUPO B QUE SE ALMACENAN poquísimo EN EL CUERPO, POR TANTO SI EL CUERPO NO TIENE suficiente de alguna de ESAS 4 VITAMINAS SE VE OBLIGADO A CONVERTIR EL PIRUVATO EN ÁCIDO LÁCTICO FERMENTÁNDOLO, ¡QUE ES LO QUE HACEN LAS CÉLULAS CANCERÍGENAS!**

En las últimas décadas los casos de cáncer han augmentado exponencialmente, ¿y que ha cambiado en ese tiempo? Pues que la dieta ha empeorado, y la exposición a plásticos y tóxicos de la comida basura ha aumentado, 2+2 són 4 no hay que ser muy listo, la gente es también más sedentaria, asi que deberias comer mejor, eliminar los tóxicos de tu vida y hacer ejercicio, !tampoco es tan difícil!

Puedes contratar al mejor albañil del mundo, pero si no se le da cemento, ¿como va a reparar la casa? Y el cuerpo necesita células nuevas y energáa, cada día a cada hora

Por tanto, vitaminas hidrosolubles, los 8 aminoácidos esenciales, oligoelementos y buena oxigenación pulmonar son de vital importancia para seguir con vida

Cuando alguien tiene resistencia a la insulina e ignora que es diabético o pre-diabetico, y por tanto tiene problemas para quemar azúcares (cuyo residuo es ácido carbónico, que es eliminado fácilmente por los pulmones), quemará muchas grasas para obtener energía, produciendo gran cantidad de ácido acetoacético y betahidroxibutírico, que són más difíciles de eliminar, por tanto serán propensos a una acidosis muy grabe, a veces mortal, llamada "cetoacidosis diabética". Por suerte hoy en dia la insulina administrada artificialmente corrige esa disfunción, porque antes la diabetes era una enfermedad mortal

Por tanto estar delgado y comer vegetales alarga la vida ya que mantiene tus arterias limpias y libres de ácidos y desechos, hay una clara relación entre obesidad, mala alimentación y cáncer, e infartos y muerte prematura, por ejemplo:

Los últimos estudios han dado a conocer que la sangre coagula (principal motivo de infartos y ambolias) por el potencial eléctrico positivo que hay dentro de las céluals sanguineas y su capa de potencial negativo, es decir, que cuando te faltan electrones (carga negativa o sea alcalinidad) los glóbulos rojos de la sangre no se repelen y forman coagulos (potencial Z)

Los médicos pueden recetar anticoagulantes sanguineos como el veneno de rata (warfarina) o inhibidores de la vitamina K, pero eso tiene sus muy malas consecuencias (debes hacer lo que dice tu médico, pero mejor prevenir que curar)

Caminar delcalzo un rato (la tierra tiene carga negativa, pero no lo hagas si hay tormenta) y comer verduras te proporcionan los electrones que tu cuerpo necesita, el aire limpio del bosque tembién tiene iones negativos, (no confundir iones negativos con ozono, los iones negativos son aire con muchos electrones, yo tengo un ionizador con filtro cn casa para limpiar el aire, en cambio el ozono es un gas muy tóxico compuesto por 3 oxígenos)

Las células del cuerpo también tienen carga eléctrica, yo sospecho que ese desequilibrio entre cargas puede estar relacionado con el cáncer, ellas tienen que tener un equilibrio entre sodio, potasio, magnesio y calcio para obtener alimento y carga eléctrica

Como el cuerpo es un laboratorio químico que crea energía con reacciones químicas ácido-alcalino, o sea carga positiva-negativa, esos desajustes normal que nos enfermen, no hay que ser muy listo para darse cuenta

Apartado 2.2 Los 3 filtros de la sangre, hígado y riñón que NO se destapan solos y el pulmón, que también es conveniente limpiar

<u>Empecemos por el hígado</u>:

Sabemos que hay que cepillarse los dientes para no tener caries, pero creemos que hígado y riñones se limpian por sí solos, pero digan lo que digan muchos médicos, que sabrán mucho de lo saben, pero nada de lo que ignoran..., **en el hígado se forman piedras que lo taponan,** no sólo en la vesícula biliar (que los médicos operan, cuando con sulfato de magnesio suelen salir solas...sin comentarios), piedras que dificultan que salgan los alcalinos líquidos <u>corrosivos</u> que produce el hígado para digerir, y neutralizar el <u>corrosivo</u> ácido clorhídrico del estómago, con lo cual se puede enfermar de 3 formas, corroyendo al hígado desde dentro, y corroyendo los intestinos al no neutralizar el ácido clorhídrico procedente del estómago correctamente, y dificultando que la digestión y por tanto que la absorción de nutrientes vitales se pueda hacer de forma satisfactoria; Como ya veréis más adelante, **la falta de ciertos nutrientes produce muchos síntomas y enfermedades que la gente no relaciona con la dieta**

La primera piedra que yo saqué haciendo la limpieza de hígado de la Doctora Ulda Clark, tenía el tamaño de una moneda de !!2 euros!!, y saqué un montón más de piedras pequeñas (el hígado está conectado con los intestinos y salen con las heces, por si alguien no lo sabía...)

Nota: podéis ver vídeos en Internet de las piedras que la gente ha sacado con la limpieza de hígado, vais a alucinar

Si tenéis intención de hacer esta limpieza, es posible que con las piedras salga algún gusano de estómago, una babosa llamada la duela del hígado o una cosita roja parecida a un trozo de piel de tomate enrollado, son parásitos, y al contrario de lo que la gente cree, sus huevos (que producen por millones) están en el agua, el pescado, marisco, carne, cáscara de huevo, baba de caracol y de babosa, y por lo tanto en vegetales crudos por donde suben esos animales, en nuestras mascotas, etc...

Con una sola limpieza no es suficiente, hay que hacer varias en pocos meses para dejarlos limpios de las piedras más pequeñas, y no es propiedad intelectual de nadie, como la Doctora Ulda Clark ya reconoce en su libro, esa limpieza de hígado ya la hacían los Romanos.

 Pero no os puedo poner más detalles, porque alargaría demasiado este libro, y es inmoral y a veces ilegal plagiar otros libros y ya los hay específicos para esta limpieza, encontrareis las instrucciones en Internet o podéis buscar su libro en la biblioteca o comprándolo (se hace con sulfato de magnesio, aceite y pomelo) **leed y seguid atentamente las instrucciones al pié de la letra, e hidrataros lo suficiente si tenéis intención de hacerla (siempre con supervisión médica)**

Nota: Algún negacionista ilustrado, podría argumentar que come hígado de cerdo y no vió piedras calcificadas o carbonatadas dentro, eso es porque un cerdo se sacrifica a los 6 meses de edad, no vive lo suficiente para tenerlas.

 Ya solo esta limpieza puede alargar la vida un montón, eso si, hay que hacerla bien hecha

 Pasemos al riñon: ahí si sabe mucha gente que se forman piedras, pero creen que mientras no duelan (porque expulsarlas duele muchísimo), no pasa nada y no hay que hacer nada, pero eso no es así:

 Los riñones son un filtro de microtúbulos que filtran los desechos de la sangre, y en donde se forman calcificaciones debido al oxalato, ácido úrico y otros compuestos formando incrustaciones y taponándolos, como la **sangre tiene que pasar si ó si por esos microtubos, el corazón tiene que augmentar la presión para poder lograrlo**, por eso no es de extrañar que con la edad la presión arterial suba (y agota al corazón); No es muy lógico que siendo más viejos la presión sanguinea sea más fuerte que en los jóvenes

 Ergo yo me hice una limpieza de riñón que también está descrita en el libro de la doctora Ulda Clark o que podeis encontrar en internet (**cuidado donde comprais los ingredientes, el timador acecha por todas partes, también**

en internet), asi como la limpieza de hígado es muy barata (a menos que te cruces en el camino del timador de internet...), la de riñón no lo es

Aunque difiero y dudo de muchas cosas que escribe la Doctora Ulda Clark en su libro, la limpieza de hígado y riñón me fueron muy bien

Si los riñones no pueden hacer su función de limpiar la sangre correctamente, es lógico enfermar, nada nuevo bajo el sol

Nota: para no pasarte consumiendo demasiado magnesio, deberias dejar entre limpieza de hígado y riñón al menos un mes

Pasemos a los más ninguneados y olvidados... **<u>nuestros pulmones</u>**:

Cuando yo era niño, y las puertas y las ventanas ajustaban poco, las casas se ventilaban mejor y el ácido carbónico se iba a la calle, donde las plantas se encargaban de volverlo a transformar en sano oxígeno reteniendo el carbono, pero ¿que pasa hoy en día que las casas son cada vez más herméticas? Que el ácido carbónico que exalamos durante toda la noche, pareja incluida, se queda dentro, ¿y que hace el cuerpo con bajo nivel de oxígeno además de volver a respirar su propio ácido carbónico? Pues producir ácido láctico

Reempecemos, cuando yo era niño, y entraba el sol por la ventana y veía a través de los rayos del sol partículas de micro polvo procedentes principalmente de la ropa que era básicamente de algodón, pues que al ser orgánico, y al respirarlo el cuerpo lo descomponía y podía desacerse de él...

¿Pero que ocurre hoy en día que la ropa es indisoluble fibra de micro plásticos, y que cada vez que mueves una pieza de ropa el aire se llena con él y lo respiras todo el santo dia....? Pues que obstruyen tus pulmones, se mezclan con el agua que hay en ellos formando tóxicos y que al ser inorgánicos al cuerpo le cuesta mucho desacerse de ellos

Ya ni te cuento de los gases tóxicos que respiras al planchar esa ropa que es puro plástico...

Pues puede ocurrir que tu nivel de acidosis suba exponencialmente y que el cuerpo tenga que neutralizar esos desechos y gases tóxicos usando los minerales alcalinos (calcio y magnesio) de tus huesos, dientes, y el sodio (agua extracelular) y potasio (agua intracelular) imprescindible para que tus células sigan vivas

Cuidado: cuando al leer atónitos lo antedicho, procedais inteligentemente a ventilar vuestras casas abriendo las ventanas para que salga el ácido carbónico y el polvo de plástico, no olvideis que además de los timadores de internet, también están los chorizos del barrio... buscando un pan donde meterse

Hay que ventilar la casa un par de minutos cada pocas horas y mejor tener un filtro de aire para retener el polvo, barro, fibra y los ácaros, que aunque no se ven, existen y cagan mucho (este filtrado, convendría almenos 1 vez a la semana después de barrer, las suficientes horas y en cada habitación cerrada)

Respiramos muchísimos litros de aire al cabo del día y suele estar sucio y contaminado por el polvo, el humo de los coches, chimeneas, ect... Los pulmones no tienen filtro y pasa directamente a la sangre

La gente que sólo respira superficialmente tampoco libera el suficiente gas carbónico (hay que respirar profundo y pausado pero hacía la barriga, no hacía las costillas que podrían dañar el pulmón, no hay que respirar muy rápido como hacen los yogis del prana (budistas) porque nos iríamos al lado contrario, la alcalosis, como ya he dicho el Ph tiene que estar entre 7.35 y 7.45 y aunque lo normal es la acidosis, también se puede dar el caso contrario si respiras mal o te pasas tomando comprimidos de minerales alcalinos, bicarbonato de farmacia, ect, por eso nunca te recomendaré tomar comprimidos) **dieta sana, filtros limpios y respiración profunda y relajada; Y no olvides que el estrés produce catabolismo celular (desintegración de las células), la relajación y meditación anabolismo (creación de células musculares y regeneración del cuerpo)**

Sé que a algunos fumadores no os gusta hablar del tema, pero os lo tengo que decir:

El alquitrán del tabaco va dejando inservible la parte final de los pulmones; La acidosis es por tanto inevitable, el tabaco no sólo mata por cáncer, el tabaco lo daña todo, hoy en día con medicamentos, hipnosis, aminoácidos anti-ansiedad...lo que sea, puedes dejar de fumar; Si fumas por ansiedad envía a paseo aquello que te la provoque, Tabaco=muerte horrorosa por asfixia, por cáncer o por infarto, ¡evítalo!

Se ha puesto de moda para calmar la mente el neurotransmisor GABA (ácido gamma-aminobutírico) inhibe o reduce la actividad neuronal, ayuda a controlar el miedo y la ansiedad ante situaciones de estrés, su carencía se relaciona con trastornos mentales, depresión e insomnio y se usa para trastornos como la epilepsia, pero podría bajar el metabolismo. Podrías consultar con tu médico a ver como te pueden ayudar compuestos ansiolíticos similares, si eres adicto al tabaco

La serotonina (placer) y la dopamina (felicidad) también són neurotransmisores cerebrales buenos

Puede que hayas oido en internet a gente afirmar que la dieta alcalina le ha curado el cáncer...

Si el origen de ese cáncer es la acidosis, falta de vitaminas y minerales, sistema inmunológico débil por falta de nutrientes, o porque esa dieta les ha ayudado a eliminar tóxicos, pudiera ser, pero no seais ignorantes, un cáncer avanzado, producido por muchos años de tabaquismo, alcoholismo o larga exposición a la radiación solar, no se va a curar con unos zumos alcalinos

¿Que desgraciadamente te han diagnosticado un cáncer de pulmón o por fin te has dejado el tabaco? Puedes hacerte una limpieza de Pulmón, que también existe además de la de hígado y riñón, pero no es garantia de nada, porque como ya he dicho, el tabaco mala cosa

Hablando de adicciones..., hay una relación entre la adicciones a las drogas y la falta de aceptación por parte del entorno durante la infancia, por tanto, a las personas que sufren alguna adicción hay que tratarlas con mucho apoyo, cariño y respeto, no es fácil para ellos su lamentable situación. Las malas compañías también influyen mucho, yo he crecido en un mini-pueblo del pirineo y a pesar de tener una infancia muy dura, nunca me han atraído los alucinógenos, tal vez porque no andaba con malas compañías

Hay gente que achaca las adicciones a carencias nutricionales por tomar antibióticos (por desequilibrar a la flora intestinal), y que el cuerpo intenta suplir una carencia nutricional con sustancias adictivas, aunque yo no comparto esa creencia, pero si creo que en parte es para suplir carencias afectivas (los animales y seres sociales necesitan del apoyo y aceptación del grupo)

Hace pocos años se me murió en las manos uno de mis cuñados de cáncer de pulmón y fué horroroso, fue enterarse y a los 2 meses ya lo enterrabamos y a alguién que ya está envenenado por tabaco y por acidosis, más veneno, mal asunto, pero como con las farmacéuticas y los médicos no se puede discutir, porque creen que lo saben todo... pues no pude hacer nada, sólo ver como moría la segunda vez que se hizo radioterapia

Eso me recuerda a algo que leí de joven, de como en la edad media, por todo hacían desangraciones, incluso para el escorbuto, que no es más que falta de vitamina C por mala alimentación; No sabían más , y en la mayoría de casos ni siquiera querían saberlo, cobrar y punto

Sé que vivimos en una dictadura social de incultos intolerantes, donde no se puede criticar al poder establecido, pero se han gastado miles de millones en investigación contra el cáncer y lo único que saben hacer es ¡¡¿¿¿¿envenenar??? !!

Capítulo 3

Vitaminas y minerales

<u>**Apartado 3.1**</u> Para que sirve cada vitamina, quales són sus funciones, que enfermedades grabes produce su carencia y que pasa si tomo más de la cuenta (enfermedad por vitaminosis)

Preámbulo: Cuando leas la función de cada vitamina, mineral y aminoácido, te darás cuenta de que muchas enfermedades vienen de una carencia o exceso de los mismos, y la gente no lo relaciona casi nunca, por ejemplo:

Tomar insuficiente Yodo o comer soja o aceites que iniban la absorcion de este mineral, puede provocar perdida de cabello empezando por las cejas, inbecilidad en los niños, metabolismo lento, incluso cáncer, pues el cuerpo cuando detecta una célula maligna o dañada le ordena morir y para eso usa el yodo, de la misma forma un exceso de Yodo es perjudicial para la salud (150 microgramos al día es la cantidad necesaria), lo mismo pasa con la vitamina A, su carencia es fatal para la vista, pero en exceso en suplementos tambien lo es

El yodo va a la tiroides y no se almacena mucho tiempo, por tanto si no consumes la sal yodada o pescado, o alimentos que lo contengan te va a traer problemas de sobrepeso, cansancio y lo mencionado anteriormente entre otras enfermedades, esas carencias y excesos más la acidosis y los venenos que ingerimos, respiramos (gasolina y aceite de coche quemado, microfibras plásticas de la ropa) o tóxicos que pasan a traves de la piel en jabones, detergentes con parabenos, cremas con derivados del petroleo (pues la piel no tiene filtros y pasan directamente a la sangre), más pesticidas, conservantes tóxicos, son la base de la mayoría de enfermedades, parece mentira que la gente no se de cuenta de esto, **NO ENFERMAMOS POR CASUALIDAD, O POR CAPRICHO DEL CUERPO, para enfermar tiene que haber un motivo, ¡algo que lo provoque!!!! y hay que avariguar que es lo que lo provoca**

La industria farmacéutica esta muy orientada en eliminar los síntomas de las enfermedades (que es donde está el negocio), pero poco en solucionar aquello que las provoca, y casi todos los medicamentos tienen serios efectos secundarios y dañan hígado y riñones, cuyo buen funcionamiento, es vital para la vida y la salud

También están las enfermedades de origen psicosomático, que son más comunes y serias de lo que la gente cree, pero ese es tema de otro libro; Alexander Lowen es para mi el rey de la psicología, pero sus libros són difíciles de entender y pesados de leer

Finalmente las enfermedades por anomalías genéticas no son tan casuales como parecen y muy difíciles de curar, pero tengo que hablar de ellas o este libro estaría incompleto

Las mutaciones o anomalías genéticas que enferman a algunas personas, no son siempre fruto de la mala suerte o de la lotería genética, a menudo tiene unos orígenes muy concretos, por ejemplo:

¿Sabeis cuantas bombas radioactivas han hecho explotar y cuantas centrales atómicas han tenido fugas durante el siglo XX?, pues un montón (radioactividad y mutación genética van cogidas de la mano), ¿sabeis cuantos pesticidas como el DDT en la comida, mujeres enbarazadas fumando o siendo fumadoras pasivas o incluso tomando medicamentos que dañan al feto han provocado daños en los bebes? Pues un montón, o plásticos que alteran las hormonas...

Durante el siglo XX los residuos radioactivos de las centrales atómicas eran echados al mar en bidones recubiertos de cemento, que con el tiempo se han desecho y todos esos átomos que emitirán radiación durante miles de años, más los de fukushima, Chernóbil, etc, ponen en grabe riesgo la salud pública

No es tan normal la mutación como nos quieren hacer creer, por ejemplo:

Un glóbulo de sangre humana y uno de los árboles (la sabia), son practicamente iguales, la gran diferencia es el átomo central que en los animales es hierro para obsorber oxígeno y en las plantas magnesio para absorber dióxido de carbono, **no han mutado en cientos de miles de años**, las anomalías genéticas son raras y tienen unos orígenes concretos, en muchos casos son incurables y lo que se puede hacer es tratar los sintomas en la medida de lo posible

Puedes buscar en imagenes en internet la "similitud de una molécula de sangre y una de sabia" (la sangre del árbol) y comprobarás que son casi iguales, la similitud estructural entre la hemoglobina y la clorofila no puede ser casualidad, tal vez tengamos un antepasado común (seres unicelulares marinos), o que tengamos el mismo creador o modificador genético, aunque también puede ser debido a que como nos alimentamos de las plantas, estemos hechos de compuestos similares a ellas.

Excepto en el incesto (o sea, tener hijos con parientes de sangre), el ADN erroneo se corrige intercambiando los genes de los progenitores...

Ahora sí, empecemos a hablar de las vitaminas y sus funciones:

Vitamina A: o retinol y retinoides en general, (pre-formada en el pescado, animales y lácteos) y carotenoides en **pro-vitamina A:** (sin formar en los vegetales) Liposoluble (que se disuelve en grasa y suele estar presente en ella)

Funciones: necesario para la piel, tendones, mucosa, además para dientes, tejidos blandos, visión nocturna (retina, de ahí su nombre, retinol), formación de huesos y es un excelente antioxidante y para el sistema inmunológico

Carencia: provoca acné y problemas en la piel, infecciones y problemas de visión, los celíacos tienen problemas para absorber esta vitamina liposoluble (lipo=grasa)

En exceso (vitaminosis): pérdida de cabello, anorexia, cansancio, dolor de cabeza e ictericia (coloración amarillenta en piel, ojos y mucosas debido al augmento de bilirrubina)

Dosis en adulto: 700 microgramos/dia

Fórmula (retinol): 20 Carbonos 30 Hidrogenos y 1 Oxigeno

Peso: 286,45 gr/mol

<u>Vitamina B1:</u> ó tiamina (hidrosoluble como las vitaminas del grupo B, excepto la B12)

Funciones: sirve para convertir los hidratos de carbono en energía (para el cerebro y sistema nervioso principalmente), se necesita más , cuantos más glúcidos se consuman, para la contracción muscular y señales nerviosas, se ha relacionado su deficiencia con la diabetes tipo 2, esencial en el metabolismo del piruvato (circulo de Krebs, luego hablaré de él), en el crecimiento y función de las células, sintesis de los ácidos grasos, transporte del sodio, pueden recetarla en casos de psicosis

Carencia: mal de beriberi (depresión, irritabilidad, mal funcionamiento del sistema nervioso e insuficiencia cardíaca) síndrome de wernicke-korsakov (lesión en el sistema nervioso, brazos dormidos, cansancio) dolor de espalda y muscular, falta de concentración

En exceso (vitaminosis): no suele haber porque se almacena muy poca cantidad y es expulsada a través de la orina o en diarrea si se consume demasiada de golpe

Dosis en adulto: 1'2 mg/dia

Composición: C12 H17 N4 O S+

Peso: 265'35 gr/mol

Nota: las vitaminas hidrosolubles del grupo B, pueden verse mermadas al ser cocinadas o hervidas, ya que son solubles en agua. El café y el té dificultán su absorción a nivel intestinal

Vitamina B2 ó rivoflavina

Funciones: interviene en el crecimiento, formación de glóbulos rojos, obtención de energía a partir de las proteinas y carbohidratos, formación de cabellos, piel y uñas, interviene en la repiración celular y desintoxicación del hígado, con la vitamina B6 interviene en el ácido fólico

Carencia: anemia, úlceras en la boca, dolor de garganta, caspa, alopecia y uñas quebradizas, transtornos hepáticos, migrañas, debilidad, cansancio, se relaciona con las cataratas

En exceso (vitaminosis): ardor, molesta la luz en los ojos

Dosis en adulto: 1'5 mgr/dia

Composición: C17 H20 N4 O6

Peso: 376'36 gr/mol

Nota: dejar los alimentos expuestos a la luz, destruye esta vitamina, mejor tomar a diario ya que se almacena muy poca y mejor en alimentos crudos (ensaladas, fruta)

Vitamina B3: *ó niacina, ácido nicotínico*

Funciones: mejora la circulación, previene la pelagra, regula el sistema nervioso, produce hormonas esteroides o sea excitantes y afrodisíacas, elimina tóxicos, regula el colesterol, también para mantener la piel sana y el buen funcionamiento del sistema digestivo, eliminación de toxinas...

Carencia: fatiga, llagas en la boca, pelagra, o sea depresión, mente alterada (paranoia), enfermedades digestivas (diarreas) y de la piel

En exceso (vitaminosis): úlcera péptica, granos, hiperglucemia con exceso de calor y energía, picores, visión borrosa (eso si se toma en comprimidos muy concentrados, comiendo verdura no pasa)

Dosis en adulto: 16mg/dia

Composición: C6 H5 N O2

Peso: 123'11 gr/mol

Vitamina B5: *ó ácido pantoténico*

Funciones: creación de piel, interviene en la respiración celular y en el metabolismo (obtención de energia), és un regulador hormonal, y regula el sueño al intervenir en la producción de la melatonina, participa en la neurotransmisión (o sea a liberar señales químicas que regulan el cuerpo), en la síntesis de la vitamina D, interviene en colesterol, trigliceridos, hemoglobina y como antioxidante

Carencia: cansancio, dolor de cabeza y vientre, diarrea, náuseas, vómitos, entumecimiento en manos y pies, se encuentra en gran cantidad en los alimentos pero se destruye facilmente al cocer

En exceso (vitaminosis): diarreas, pero sólo en casos muy excesivos, ya que al ser hidrosoluble se elimina fácilmente a través de la orina, a excepción de las personas con problemas de riñón

Dosis en adulto: 5 mg/dia

Composición: C9 H17 N O5

Peso: 219'23 gr/mol

Vitamina B6: *ó piridoxina*

Funciones: para el sistema nervioso e inmunológico, para que reciban oxígeno los glóbulos rojos junto a las vitaminas B12 y la E (obtención de energia), refuerza el sistema inmune y como neurotransmisor (cerebro) por tanto bueno para el desarrollo cerebral en los niños, en enzimas digestivas, anticuerpos, bueno para paliar el síndrome pre-menstrual

Carencia: estrés, insomnio, depresión, anemia y enfermedades de la piel

En exceso (vitaminosis): Siempre en dosis muy altas, falta de coordinación en los movimientos, lesiones dolorosas en la piel, y dolor de estomago, al contrario que la B5 aguanta bien el hervido

Dosis en adulto: 1'6 mg/dia

Composición: C8 H11 N O3

Peso: 205'64gr/mol

Vitamina B7: *ó biotina*

Funciones: obtener energía, formación de piel, cabello y uñas, y para el sistema inmunológico

Carencia: cabello débil, erupciones cutaneas, uñas quebradizas, acidosis y sistema nervioso alterado

En exceso (vitaminosis): acné, diarrea y vómitos (por norma general el cuerpo expulsa aquellos tóxicos, bacterias, demasiado magnesio, más de 1 gramo de vitamina C de golpe, alimentos demasiado ácidos, etc, que ingieras en exceso acelerando el tracto intestinal y provocando diarreas, y en ocasiones vómitos), a mi personalmente beber leche y al cabo de un rato comer sólidos como la carne, me produce un efecto laxante fuerte, es buen consejo no mezclar ciertos alimentos

Nota: El trigo, la soja, la leche, el marisco y los huevos són los alérgenos más habituales, si tienes intolerancia a ellos, tu cuerpo se inflama y los ataca como si fuera un patógeno ya que no los reconoce como alimentos, si soys intolerantes a algún alimento, yo os aconsejo haceros una prueva de alérgenos y evitarlos en la dieta, pues os provocarán muchos síntomas que relacionareis con otras enfermedades, sin daros cuenta de que es una simple intolerancia alimenticia

Pero ojo! Algunas enfermedades como el cansancio crónico, ocasionado por estrés continuado, puede provocar intolerancia alimenticia, si cambiases de dieta, en poco tiempo también adquiririas intolerancia a esos otros alimentos, esa enfermedad esta relacionada con un desajuaste hormonal por motivos psicosomáticos o de estrés, no por la dieta; Problemas digestivos también podrían crear intolerancia a ciertos alimentos

Dosis en adulto: 40 microgr/dia

Composición: C10 H16 N2 O3 S

Peso: 244'31 gr/mol

Vitamina B9: ó ácido fólico

Funciones: formación de glóbulos rojos, ADN, y para crear proteinas (músculo), para prevenir espina bífida, en el sistema inmunológico y para tener tubos neurales sanos

Carencia: anemia, diarrea, úlceras y enfermedades de la boca, retraso en el crecimiento, puede causar defectos de nacimiento en bebes

En exceso (vitaminosis): se cree que el exceso de esta vitamina no causa daño, pero por si acaso, no abuses de ella, nada en exceso puede ser bueno; Si se tiene un cáncer de colon, se cree que lo acelera, pero aun no hay suficientes estudios al respecto

Dosis en adulto: 400mcg

Composición: C19 H19 N7 O6

Peso: 441'4gr/mol

Vitamina B12*: ó cobalamina (liposoluble y se acumula en el hígado)*

Funciones: formación de glóbulos rojos, sistema inmunológico, crecimiento y regeneración de tejidos

Las Vitaminas del grupo B són muy importantes para metabolizar proteinas, glóbulos rojos y en el sistema nervioso pero: **No os dejeis engañar con cuentos de que la gente en general tenemos carencia de esta vitamina B12, la cantidad que necesita un humano en 30 años cabe en una cucharilla de café y se almacena en el hígado muchos años, es puro marketing para vender suplementos, además , tomar más de la cuenta tiene malas consecuencias.** Si no me fallan los cálculos:

2'4 microgramos/día x 365dias=876 x 30 años=26280mcg a gramos=0'0263gr

Carencia: anemia perniciosa, debilidad general, calambres y hormigueo en brazos y piernas, agotamiento, asma, perdida de equilibrio

En exceso (vitaminosis): Visión borrosa, vómitos, diarreas, problemas gástricos y **coagulos en la sangre, insuficiencia cardíaca, insuficiencia hepática y renal**

Dosis en adulto: 2'4 microgramos/dia

Composición: C63 H88 Co N14 O14 P

Peso: 1355'36 gr/mol

Presente sobre todo en hígado, huevos, lácteos, maricos y carne en general

Nota: La carencia puede deberse a gusanos en el estomago (parásitos), o no segregar la proteina que la asimila (puede ser hereditario), problemas de absorción a nivel intestinal por mucosidad, inflamación u otros motivos

Vitamina C: *ó ácido ascórbico* (hidrosoluble, se deteriora con la luz y las altas temperaturas... hervidos, frituras, luz solar y artificial)

Es la más importante de las vitaminas, ya que si bien los animales se la fabrican en el hígado a partir de otros compuestos, increiblemente, los humanos no, razón por la cual escribí el libro, **"TEHOREMA DE LA EVOLUCIÓN ARTIFICIAL, Darwin, verdades a medias ¡GRANDES MENTIRAS!"** donde dejo claro que ni la vida apareció en ninguna sopa de minerales en un mar primitivo, ni nuestros genes son evolutivos

Funciones: piel (colágeno), hueso, tejido conectivo, sistema inmunológico, absorber hierro, **para las venas y arterias (evita el escorbuto, o sea morir de hemorragias, prevenir infartos y derrames cerebrales)**, és un buen antioxidante y rejuvenecedor, importantísimo para producir colágeno y cicatrización de heridas

Carencia: Metabolismo lento y dolores en las articulaciones, escorbuto (hay una tehoría de que la carencia de vitamina C, indispensable para producir colágeno y por tanto venas y arterias, hace que el cuerpo tapone con colesterol las perforaciones que hay en las venas por falta de colágeno y asi evitar desangrarse, és curioso que esta enfermedad, el escorbuto, sea precisamente eso, morir desangrado por falta de vitamina C-Colágeno, o sea que las placas de colesterol que taponan las arterias podrían estar originadas por ese motivo... pero es sólo eso, una tehoria...

Los síntomas del escorbuto (o sea carencia de vitamina C) suelen ser cansancio, inflamación de encías, manchas rojizas en la piel, dolor articular, pérdida de dientes, sangrado, anemia y finalmente la muerte

Pero como ya he dicho antes, **muy poca gente relaciona carencia de nutrientes con la enfermedad o el sistema inmunológico débil,** creen que llenando el estomago con lo que sea, pues ya están bien alimentados, cosa que no es cierta

En exceso (vitaminosis): cólicos, diarreas, náuseas

Dosis en adulto: 90 mg/dia

Composición: C6 H8 O6

Peso: 176'13gr/mol

Presente en naranjas, kiwis, pimientos, fruta y verdura cruda en general

Vitamina D: *ó calciferol (liposoluble)*

Funciones: absorber calcio, sistema nervioso, muscular, y sobre todo inmunitario (regula el sistema inmune), anti-inflamatoria y para la tiroides, el hígado y los riñones convierten en activa esta vitamina, es anti-depresiva

Carencia: dolor en espalda baja y caderas, osteoporosis (pérdida de hueso), raquitismo (deformación de huesos), dientes débiles, dermatitis, hay una gran relación entre carencia de esta vitamina y problemas inmunitarios

En exceso (vitaminosis): nauseas, vómitos, hipercalcemia (confusión, arritmia), estreñimiento y cansancio, su exceso puede ser grabe, jamás abusar de esta vitamina

Dosis en adulto: 550 UI/dia

Composición: C27 H44 O

Peso: 384'64gr/mol

Presente en hígado, pescado, setas, huevos y queso, también se consigue tomando el sol (pero se debería tomar sólo por la mañana o tarde, el sol del mediodía quema y puede dar lugar a cáncer de piel, manchas, envejecimiento prematuro...)

Vitamina E*: ó tocoferol (liposoluble)*

Funciones: antioxidante (neutraliza los radicales libres, por tanto anti-envejecimiento), sistema inmune, formación de glóbulos rojos, para poder usar la vitamina K, dilatar vasos sanguineos y evitar coágulos, para el sistema nervioso, vascular y endocrino, para los músculos, neutraliza nitrosaminas, es clave en la fertilidad (embarazo), mejora la piel atópica, la cicatrización y puede desinflamar el hígado graso, protector solar, afrodisíaco

Carencia: pérdida de sensibilidad en brazos y piernas, músculos débiles, problemas de visión, sistema inmunológico débil

En exceso (vitaminosis): hemorragias, dolor de cabeza, visión doble, nauseas, fatiga, también en la vitamina K ya que interfiere en su uso, un exceso puede perjudicar al feto y al bebé durante el embarazo

Dosis en adulto: 15 microgr/dia

Composición: C29 H50 O2

Peso: 430'71 gr/mol

Presente en todas las grasas en general, frutos secos, frutas y hortalizas de hoja verde, cereales... La exposición a luz destruye esta vitamina

***Vitamina K1**: ó filoquinona y **K2** ó menaquinona generadas en los tejidos, liposoluble (la descompone la luz solar)*

Funciones: metabolismo de los huesos y indispensable en la coagulación sanguinea

Carencia: hematomas y hemorragias, osteoporosis ya que interviene en la formación de los huesos y arañas vasculares

En exceso (vitaminosis): en tehoría no afecta su exceso o no se ha estudiado lo suficiente, pero yo recomiendo encarecidamente no sobrepasar la dosis diaria recomendada, todos los excesos pueden ser tóxicos

Dosis en adulto: 125 mcgr/dia

Composición: C31 H46 O2 y C31 H40 O2

Peso: 450'69 gr/mol

Presente en hortalizas de hoja verde, aceites vegetales, huevos, queso, carne, higos...

El ciclo de Krebs o del ácido cítrico (principal método de obtención de energía)

El círculo de krebs es una cadena de reacciones químicas en que la célula obtiene energía degradando azúcares, produciendo dióxido de carbono y otros elementos que usará para hacer otras reacciones necesarias para el cuerpo, por ejemplo cuando empieza el ciclo con una glucosa que se transforma en piruvato acaba el ciclo obteniendo 3 tipos de moléculas de alto poder energético, FADH, GTP, y NADH que puede acabar transformando en el combustible de las células que es el ATP o sea adenosín-trifosfato, que contiene tres fósforos como su nombre indica para usarlos como una poderosa fuente de energía cuando lo necesite

$C_6H_{12}O_6$ (glucosa) + 6 O_2 (oxigeno) ---> 6 H_2O (agua) + 6 CO_2 (dióxido de carbono) + mucho ATP (energía)

Para hacer esto necesita vitamina B1, B2, B3, B5 y ácido lipoico (una grasa no esencial ya que la fabrica el cuerpo) y varias enzimas y co-enzimas, estas las fabrica el cuerpo con los aminoácidos

De ahí la importancia de tener en la dieta las vitaminas hidrosolubles crudas que por ser hidrosolubles, no se almacenan en el cuerpo y son expulsadas a traves de la orina. Es bueno incluir por lo menos una ensalada y una fruta al día en la comida

<u>**Apartado 3.2**</u> Minerales y oligoelementos que contiene nuestro cuerpo, y porque algunos tienen que estar equilibrados en su dosis e ingesta. **Tanto la carencia como el exceso tienen muy grabes consecuencias para la salud**

El cuerpo humano tiene 7 minerales principales (Calcio, Magnesio, Potasio, Sodio, Fósforo, Azufre y Cloro) y en muy pequeña cantidad otros minerales que llamamos oligoelementos por ser muy escasos, pero que son imprescindibles

Azufre- Interviene en la formación de cartílagos, tejido conectivo, cicatrización de heridas, equilibrio electrolítico y desintoxicación del hígado

Carencia: mala cicatrización, mala formación de tejido conectivo y cartílagos

Exceso: No se tiene conocimiento ya que se elimina fácilmente por la orina. En cambio inhalado (respirado) si que es muy tóxico

El aporte de azufre en la dieta es suficiente con el que tienen los 3 aminoácidos azufrados (metionina, cisteína y taurina) y 3 vitaminas que también lo contienen

Dosis diaria recomendada en adultos: no se ha descrito ya que no se consume solo, su aporte es a través de proteínas y vitaminas y hace que su carencia sea muy difícil

Calcio- coagulación de la sangre, formación de huesos y dientes, contracción de los músculos (también el corazón) e interviene en el sistema nervioso; Además de en los huesos, hay calcio en el líquido extra-celular y en el plasma sanguíneo, unos 1250 gr de Calcio en todo el cuerpo

Carencia: por tanto caries, osteoporosis, agarrotamiento muscular (espasmos y convulsiones), heridas que no se cierran, arritmia cardíaca...

Exceso: Con purinas u oxalatos (té, espinacas...) puede producir piedras en el riñón, con exceso de vitamina D puede calcificar los tejidos blandos, además puede deprimir el sistema nervioso, y provocar arritmia cardíaca. El cuerpo puede reutilizar el Calcio y otros minerales muchas veces, por ello no abusar en comprimidos

Dosis diaria recomendada en adultos: 1000mg/día (pero no de golpe)

Nota: Un hueso vivo es principalmente proteina en forma de colágeno. Los huesos NO son una piedra como la calcita ni un mineral como muchos creen, los huesos són células vivas que nacen se replican, mueren y son substituidas por otras nuevas constantemente, como todo en qualquier parte de nuestro cuerpo, de hecho cada 7 años tenemos un cuerpo completamente nuevo, entonces os preguntareis, ¿si el cuerpo se renuva constantemente, por qué envejecemos? Pues todo apunta a que fuimos programados genéticamente para morir, de eso hablo largo y tendido en mi libro **"TEHOREMA DE LA EVOLUCIÓN ARTIFICIAL, Darwin, verdades a medias ¡GRANDES MENTIRAS!"**, donde demuestro que ni somos fruto de la casualidad ni de la adaptación al medio

El par calcio-fósforo, en el cuerpo esta en proporción 3:1, es decir tiene que haber 3 átomos de calcio por cada átomo de fósforo para neutralizarse, por tanto más fósforo de la cuenta hará que perdamos calcio para eliminarlo, ya que es muy ácido y viceversa, demasiado calcio eliminará más fósforo de la cuenta

Cloro- forma el ácido clorhídrico en el estomago para poder digerir los alimentos y matar los virus y hongos presentes en la comida, participa en el equilibrio electrolítico, junto al sodio está en el agua extra-celular y en la saliva formando cloruro de potasio

Carencia: desequilibrio electrolítico, no descomponer bien los alimentos y en consecuencia digerir mal, debilidad muscular; en largos periodos de vómitos puede provocar edemas cerebrales, hay unos 75 gramos de cloro en todo el cuerpo humano

Exceso: a pesar de que el cloro es un gas tóxico, en la dieta no suele haber exceso, ni se sabe que afecte ya que esta neutralizado en forma de sal que es como se ingiere, pero un exceso de consumo de sal (cloruro sódico), si es malo para la salud

Dosis diaria recomendada en adultos: No ingerir solo, sólo como parte de la sal o en alimentos (2gr/día), el agua potabilizada ya lo suele contener

Fósforo- Se usa como fuente y almacenamiento de energía (ATP adenosíntrifosfato), une cada 3 células de hueso (en su calcio) formando el fosfato tricálcico, también en dientes, interviene en la regulación del Ph, pero su exceso es perjudicial, ya que al ser demasiado ácido, el cuerpo se deshará de el perdiendo el vital calcio de sangre, huesos y dientes

Participa en el buen funcionamiento de los riñones, contracción muscular, y en las señales nerviosas

Carencia: Su deficiencia es muy rara ya que es abundante en vegetales y carnes, pero en caso de carencia puede provocar falta de energía, desajustes en hueso y dientes, desequilibrio electrolítico, pero es reabsorbido y reutilizado muchas veces por el cuerpo humano

Exceso: Disminución del Ph (acidosis), osteoporosis por perdida de Calcio

Dosis diaria recomendada en adultos: 700mg/día

Nota: la carne, pescado, huevos y leche ya lo contienen en suficiente cantidad

Magnesio- Es necesario en más de 300 reacciones químicas que se producen en el cuerpo, ablanda y dilata los tejidos (por tanto bueno para deshacer y eliminar piedras en riñón y vesícula), presente en huesos y dientes, sistema nervioso, para la obtención de energía, regulación del calcio y el buen funcionamiento del sistema inmunológico

Carencia: por tanto osteoporosis y caries, agarrotamiento y falta de energía

Exceso: En fallo renal parálisis, depresión neuromuscular y respiratoria, pero si estas sano, el consumo excesivo en comprimidos suele ser eliminado a través de diarreas, pero no abusar, pues su sobredosis podría ser nefasta

Dosis diaria recomendada en adultos: alrededor de 370 miligramos/día obtenido de una dieta sana y equilibrada

Se han puesto muy de moda los suplementos de Magnesio mineral, pero puede resultar fatal, yo sólo lo uso en limpieza de hígado y riñón con intervalos en el tiempo, pues en dosis exageradas prolongadas en el tiempo incluso puede inducir al coma y finalmente la muerte, si quieres magnesio sano y útil al cuerpo, una buena ensalada de pepino al día

Cualquier exceso en comprimidos, prolongado en el tiempo, puede producir consecuencias fatales tanto carnitina como vitaminas, minerales, incluso demasiados azúcares en la dieta, incluso beber demasiada agua de golpe puede matar, complementos sólo los que te prescriba el médico, el resto a través de una dieta sana y equilibrada

Potasio- Interviene en la contracción muscular, presente en el agua que hay dentro de la célula, en equilibrio con el sodio que hay en el agua que rodea la célula, cuya diferencia de gradiente produce bio-electricidad, reduce la presión sanguínea, elimina desechos ácidos, regula el corazón

Carencia: Fallo cardíaco, problemas a nivel neuromuscular, desequilibrio en la cantidad de agua extra-celular e intra-celular (inflándola o secándola)

Exceso: En alteraciones renales o deshidratación severa puede producir fallo cardíaco, pero en una persona sana, una dieta rica en potasio (verdura) no suele afectar, pero cuidado con los suplementos ya que el equilibrio entre sodio y potasio es importante para el buen funcionamiento del corazón y las células

Dosis diaria recomendada en adultos: 3510 miligramos/día, (como podéis observar, la cantidad de potasio que necesita el cuerpo para sentirse satisfecho es muy superior a la de sodio, así que más verdura y menos sal de mesa, puedes aliñar con especias, ocasionalmente con zumo de limón o naranja, etc)

Sodio- Importante en la digestión, equilibrio eléctrico de las células (dentro de ellas abunda el potasio, alrededor el sodio), y contracción muscular

Carencia: Hipovolemia (disminución del volumen de sangre circulante), desequilibrio eléctrico a nivel celular, debilidad, calambres musculares, deshidratación, presión sanguínea baja

Exceso: Edemas e hipertensión arterial, retención de líquidos, problemas coronarios

Dosis diaria recomendada en adultos: 2gr/día

Oligoelementos

Boro- Se usa en el metabolismo hormonal, se cree que aumenta el nivel de testosterona evitando que esta se degrade, transporte de azúcar, en la utilización de la vitamina D y por tanto mejora la absorción de Calcio y Magnesio, mejora la curación de heridas desinflamando, y anti-coagulante

Carencia: esta relacionada con la osteoporosis por su relación con la Vitamina D

Exceso: Puede actuar como el estrógeno. Su necesidad diaria es ridícula por lo que no hay que suplementar a menos que te lo indique un médico

Cobalto- Presente en la vitamina B12 , en la formación de glóbulos rojos, en la síntesis de los aminoácidos colina y metionina, y en la formación de timidina, en el metabolismo del hierro, y regula el sistema nervioso

Carencia: infertilidad, dolor de cabeza, diabetes y espasmos

Exceso: demasiados glóbulos rojos, hipotiroidismo, alopecia, problemas nerviosos

Cobre- participa en la desintoxicación del hígado y en el transporte y almacenamiento de hierro, en diversas reacciones enzimáticas y en la producción de ATP (energía) y asimilación de la vitamina C

Carencia: en los niños, alteraciones en cerebro y piel, anemia por falta de hierro y hemorragias

Exceso: normalmente el hígado nos deshace del exceso de Cobre ya que puede ser tóxico; En la enfermedad de Wilson, ocurre que el cuerpo no es capaz de hacerlo, y lo intoxica (puede ser hereditaria)

Cromo- para el uso de la glucosa como fuente de energía (ayuda a la insulina a hacer su función en el transporte de la glucosa), regula la cantidad de grasa en sangre y sube el colesterol bueno y baja el malo

Carencia: arteriosclerosis, hiperglucemia, puede conducir a una resistencia a la insulina (diabetes)

Exceso: No se han descrito en el exceso alimenticio, ya que no se suele dar

Flúor- presente en la estructura de huesos y dientes, se almacena en la glándula pineal calcificándola si hay flúor en exceso, no sobrepasar la dosis porque es ácido-corrosivo y puede alterar el sistema hormonal de dicha glándula cuyas hormonas son vitales, puede ser perjudicial para el sistema nervioso central, sobretodo en niños, hay buenas alternativas a la pasta dental fluorada, ya que su exceso es tan perjudicial como su carencia

Carencia: por tanto caries y problemas en la formación de huesos

Exceso: perjudicial para los dientes, los erosiona (Fluorosis), calcificaciones en la vital glándula pineal, alteraciones en el sistema nervioso central, anomalías óseas, obesisdad, artritis, desequilibrio de tiroides, y está relacionado con algunos tipos de cáncer, y problemas en la piel

Hierro- Participa en la síntesis de ADN y formación de colágeno, para la obtención de energía (ATP), formación de sangre y transporte de oxígeno (forma parte de la hemoglobina)

Carencia: anemia (cansancio y debilidad debido a la falta de oxígeno por falta de glóbulos rojos). Tener gusanos intestinales puede provocar carencia de hierro en niños

Exceso: Cirrosis (enfermedad en páncreas e hígado) si se acumula en exceso o en abuso de suplementos de Hierro más vitamina C (no lo tomes sin supervisión médica, la anemia también puede ser debido a la carencia de ciertos aminoácidos)

La siderosis es una cirrosis debida a la absorción prolongada de hierro de ollas y sartenes al cocinar los alimentos en ellas

Manganeso- Actúa sobre los hidratos de carbono, aminoácidos y colesterol para ser procesados, para poder asimilar la vitamina E, en la producción de cartílago, formación de huesos y cicatrización de heridas. La dosis, alrededor de 2 mg/día

Carencia: Retrasa el crecimiento en los recién nacidos, lento crecimiento de uñas y cabello

Exceso: Temblor y síntomas parecidos al párkinson, se cree también que provoca infección por estafilococos en el corazón, puede ser debido a que éste interactúe con el manganeso de alguna forma

Nota: no confundir el manganeso con el magnesio, son dos minerales distintos

Molibdeno- Forma parte de diversas enzimas y del esmalte dental, mantiene un buen nivel de hierro en la sangre y ayuda a eliminar el Azufre. En todo el cuerpo no suele haber más de 10 miligramos y la dosis diaria recomendada es de 100 mcg/día, cantidad ridícula que cualquier dieta normal suplementa

Carencia: exceso de purinas y ácidos nucleicos al carecer de las enzimas que las neutralizan (pues para fabricarlas se necesita Molibdeno), problemas en huesos y dientes

Exceso: es antagonista del Cobre, por tanto su exceso puede conllevar carencia de Cobre, con ácido úrico alto mejor no tomar suplementos de este mineral sin prescripción médica

Selenio- Interviene en reacciones hepáticas y pancreáticas (digestión y asimilación de azúcares), **es importante para el sistema inmunológico** junto al Magnesio, también para la fertilidad, producción de ADN, contra los radicales libres (enzimas antioxidantes) y es usado por la glándula tiroides para la producción de hormonas

Carencia: problemas a nivel de esperma, deficiencia en el crecimiento en los niños, problema de tiroides, sistema inmunológico débil. La dosis diaria necesaria es de sólo 65 microgramos

Exceso: sólo se da su exceso en suplementos con alta concentración, en cuyo caso es tóxico

Yodo- en la producción de hormonas de la tiroides donde se almacena temporalmente, y en la apoptosis (muerte de células viejas o dañadas), importante en el crecimiento de los niños, la agilidad mental, en las funciones celulares y neuro-musculares

Carencia: Bocio (inflamación de la glándula Tiroides), imbecilidad en los niños que puede llegar a ser permanente, metabolismo lento

Exceso: Nerviosismo, arritmia cardíaca, hiperactividad y delgadez extrema

Zinc- interviene en más de 200 procesos en el cuerpo, en muchas enzimas (aceleran las reacciones químicas), en la obtención de energía de la glucosa ya que aumenta el efecto de la insulina, en síntesis de proteínas y genoma, cicatrización, antiinflamatorio, fundamental para la enzima que activa la vitamina A, por tanto, si pierdes visión nocturna, de poco te servirá tomar vitamina A si tienes carencia de Zinc, y es que en el cuerpo una carencia lleva a la otra, por eso una dieta adecuada es vital para la salud; Como dijo Hipócrates hace 25 siglos, "¡que tu alimento sea tu medicamento!" y así no enfermarás. Para el sistema inmunológico, para el embarazo, cicatrización de heridas, para las úlceras, a pesar de ser tan importante, necesitamos consumir solamente unos 10 mg/día que es la dosis recomendada

Carencia: problemas en la cicatrización de heridas, retraso en el crecimiento, deficiencia a nivel olfativo y del sabor, problemas durante el embarazo, retraso en el crecimiento en los niños

Exceso: puede ser eliminada a través de diarreas si tomas demasiada de golpe en comprimidos, además de vómitos, dolor de cabeza y perdida del apetito

Estos son los principales oligoelementos pero puede haber más en forma de trazas, en cambio:

Otros minerales como el Arsénico, plomo, Mercurio, Boro, Cadmio,

Aluminio y Rubidio, no los usa el cuerpo y son muy tóxicos e incluso mortales

Nota: Los minerales, los debemos consumir siempre de origen animal y vegetal, los minerales del suelo pueden ser tóxicos, de difícil asimilación y pueden acumularse en el cuerpo, enfermandolo

Por norma general, el intestino absorberá más aquellos minerales que se necesiten a cada momento, pero fitatos, oxalatos, taninos y mucosidad intestinal, entre otros, dificultarán o impedirán su absorción

Capítulo 4

Funciones de los aminoácidos (se dividen en 2 grupos, esenciales, y los no esenciales porque los puede fabricar tu cuerpo a partir de los esenciales u otros otros compuestos). La inmensa mayor parte de nuestro cuerpo está hecho de estos 20 aminoácidos, huesos incluidos, por tanto su carencia envejece, arruga la piel y enferma

Los 8 aminoácidos esenciales: (son 9 en los niños ya que no fabrican Histidina, que si fabricamos los adultos)

1- **Fenilalanina** - Es antidepresivo, ya que regula las endorfinas, que son las hormonas encargadas del bienestar, interviene en el control del apetito, reduce la ansiedad en los adictos, importante para el crecimiento en los niños, es vital para el cerebro, bueno para la memoria, contra el dolor, mejora el párkinson y contra el vitiligo (manchas blancas en la piel)

Nota: No es de extrañar, que a muchos productos de hoy en día se les añada este aminoácido etiquetado con "una fuente de fenilalanina", pues se cree que las hormonas del placer, "endorfinas" son adictivas

Composición: C9 H11 N O2

Peso: 165'19gr/mol

2- **Isoleucina-** para la formación de tejido muscular y de la hemoglobina, (así que ojo, las anemias no sólo son debidas a falta de hierro, también a carencia de aminoácidos y otros minerales y vitaminas), para la recuperación después del ejercicio y el balance del nitrógeno, así como para la entrada de nutrientes a la célula como también lo hace la insulina, (la canela tiene un efecto similar) y para la obtención de energía, el cuerpo puede transformarla en aminoácidos glutamina y alanina

Junto a la leucina y la valina forman el grupo de aminoácidos ramificados (BCAA's)

Composición: C6 H13 N O2

Peso: 131'17gr/mol

3- **Leucina-** la leucina sirve para crear músculo, proteínas, para el hígado y tejido graso, formación de esteroles, y es una fuente de energía e interviene en la reparación de piel y huesos

Su escasez es evidente: pérdida de músculo, cansancio, nivel de azúcar inestable, y como todo lo que baja el nivel de energía, puede llevar a la depresión y alteraciones nerviosas, pero su exceso también es perjudicial, si es en suplemento mejor tomar abundante agua a lo largo del día o podría deshidratarte o incluso provocar diarreas

Composición: C6 H13 N O2

Peso: 131'17gr/mol

4- **Lisina-** evita la calcificación de las grasas en las paredes de las venas y arterias, contra la fatiga crónica, para la piel y reparar sus heridas, unida a la vitamina C forma la carnitina, hace que el virus del herpes se reproduzca más lentamente

Nota: hay que saber que aminoácidos tomar y en que dosis si quieres hacer culturismo, ya que sin 2'5 gramos de lisina al día el cuerpo no construye músculo y dar en exceso otros aminoácidos que no necesitas dañan los riñones y engordan, pues son usados como fuente de energía en lugar de la grasa

Nota: el importantísimo colágeno (hay de 28 tipos) esta formado por aminoácidos, junto a la vitamina C, además el sistema inmune también esta hecho de proteínas

Composición: C6 H14 N2 O2

Peso: 146'19gr/mol

5- **Metionina-** fundamental para la piel y las uñas, para quemar grasa corporal, ya que la transporta hasta la célula, (pero cuidado, si te pasas de dosis también engorda ya que el cuerpo usa los aminoácidos como fuente de energía, ya que los aminoácidos también contienen carbono en su composición). Evita que las grasas se acumulen en hígado y arterias (colesterol malo), y en consecuencia previene infartos, para la depresión, mitigar los efectos de las alergias alimenticias, es antioxidante y como todos los aminoácidos construye musculo y proteínas de distinto uso como el cartílago

Es el primer aminoácido en la construcción de cualquier proteína, de ahí su importancia, además forma otros aminoácidos y elementos: la carnitina, la cisteina, colina, creatina, lecitina (cerebro) y taurina, soluble en agua

Presente en los huevos, que junto con el hígado son las proteínas de mejor digestión, también está en la leche, la carne, el marisco y el pescado, pero también presente en semillas, frutos secos, verduras, y tubérculos como la cebolla, que al consumirse crudos, sin degradar, también son una buena fuente de proteínas, ¿por qué digo eso? Porque todo aminoácido y vitamina destruidos durante la cocción o la exposición a la luz y a la oxidación, no sirven

Tomar demasiados aminoácidos en suplementos puede ser perjudicial, pues aumenta los niveles de homocisteína, y sobrecarga hígado y riñones

Composición: C5 H11 N O2 S

Peso: 149'21 gr/mol

6- **Treonina-** interviene en la digestión (**enzimas, que sirven para descomponer, degradar y separar los átomos de distintos compuestos de forma rápida, lo cual permite que pasen a través de la pared intestinal y su posterior utilización para formar tejido**), y previene la acumulación de grasas en hígado y arterias, interviene en el transporte del fósforo, y forma parte del esmalte de los dientes, la elastina, tendones y un largo etcétera, y para el sistema nervioso y eliminación de amoníaco...

Composición: C4 H9 N O3

Peso: 119'12gr/mol

7- **Triptófano-** esencial para la serotonina y la melatonina (que induce al bienestar y al sueño, aunque también depende del impacto de la luz en los ojos, por eso no es bueno mirar al móvil con luz fuerte en la cama si se pretende quedar dormido), su carencia por tanto provoca insomnio y estresa, y como los demás aminoácidos, sirve para crear proteínas, como neurotransmisor, en la fabricación de enzimas, y bajo ciertas condiciones el cuerpo lo puede transformar en vitaminas del grupo B

Presente en: garbanzos, pavo, pollo, queso, huevos, pescado y semillas

Composición: C11 H12 N2 O2

Peso: 204'23 gr/mol

8- **Valina-** junto a la leucina e isoleucina formas los aminoácidos ramificados (BCAA's), junto a los otros aminoácidos, sirve para construir proteínas, obtención de energía, balance del nitrógeno, reparación de tejidos, y este además equilibra el azúcar en sangre, favorece el descanso, y alivia el insomnio y el estrés

Composición : C5 H11 N O2

Peso: 117'15gr/mol

Nota: por si alguien no lo sabía, una proteína es una cadena muy larga de aminoácidos, a veces con alguna vitamina

 Los 12 aminoácidos ocasionalmente no esenciales: (¿por que digo ocasionalmente? Pues porque o bien el cuerpo no los produce en suficiente cantidad, o porque si no consumes suficientes aminoácidos esenciales que el cuerpo necesita para crearlos transformándolos, pues tendrás carencia de ellos, o si haces culturismo o estas enfermo podrías no tener los suficientes)

9- **Ácido aspártico-** como otros aminoácidos puede neutralizar el amoníaco y otros tóxicos de la sangre y eliminarlos a través del hígado (que es uno de los filtros de la sangre junto con los riñones, pulmones y el sistema linfático), es neurotransmisor para la producción de testosterona y hormona del crecimiento, absorción de minerales, para el sistema inmunológico y aquellas proteínas que lo contienen

Composición: C4 H7 N O4

Peso: 133'10 gr/mol

10- Ácido **glutámico-** participa en la síntesis de la ornitina, prolina, arginina y precursor de la glutamina, equilibra el Ph en el riñón, también interviene en la formación de urea, en el sistema inmunológico, como antioxidante e interviene en el glutatión, mantiene la permeabilidad de los intestinos , y es usado en el cerebro para transportar nutrientes y como combustible, excita el sistema nervioso central, transporte del potasio, antioxidante...

Nota: recuerda que si tienes problemas de riñón o hígado debes consumir sólo la cantidad de proteínas imprescindible (consulta con tu médico)

Composición: C5 H9 N O4

Peso: 147'13 gr/mol

11- **Alanina-** para el sistema inmunológico, como fuente de energía ya que puede transformarse en glucógeno, para el transporte y eliminación de amoníaco, estabiliza el nivel de azúcar en sangre, bueno para la próstata y es abundante en el plasma sanguíneo

Composición: C3 H7 N O2

Peso: 89'09 gr/mol

12- **Arginina-** interviene en el desarrollo muscular, síntesis del colágeno, para neutralizar el exceso de amoníaco en sangre, para el sistema inmunológico, hormonal y sexual

Nota: la mayor parte del semen (sobre el 85%) es arginina, y vasodilatador durante la erección, por tanto, si eres estéril podrías mirar si es por este motivo, la vitamina E también es importante para la fertilidad, así como el mineral Zinc (puedes consumir este último de hígados, mariscos o frutos secos, pues el de origen mineral de los suplementos se absorbe muy poco y puede llegar a ser tóxico)

El sistema inmunológico de la mujer atrapará y destruirá a tantos espermatozoides como pueda, por tanto también es un motivo de infertilidad

La impotencia, en cambio, puede tener otros orígenes, tan dispares como por ejemplo ir mucho en bicicleta con un sillín duro que aplaste el nervio del pene que empieza cerca del ano, cada caso debe mirarse individualmente, siempre observando cuál puede ser el origen de la enfermedad, y no sólo a mitigar los síntomas atiborrandote de pastillas con efectos secundarios, a menudo graves para la salud

Composición: C6 H14 N4 O2

Peso: 174'2 gr/mol

13- **Asparagina-** se forma a partir del ácido aspártico y amonio, se usa en el sistema nervioso, bueno para la memoria, como los otros, puede eliminar tóxicos, amoníaco y es bueno para el sistema inmunológico

Composición: C4 H8 N2 O3

Peso: 132'12 gr/mol

14- **Cisteína-** lo fabrica el cuerpo a partir de la metionina y precursor de la taurina, no abusar pues puede crear cristales que taponen el riñón, que es un filtro importante para la eliminación de líquidos y tóxicos; Evita que se oxide el colesterol malo, para capturar y expulsar los metales pesados del cuerpo, para neutralizar compuestos dañinos para el hígado y la sangre e impide la oxidación de las proteínas, es por tanto un buen antioxidante, elimina mocos, estimula el crecimiento del cabello, también contribuye a la formación de la queratina

Composición: C3 H7 N O2 S

Peso: 121'16 gr/mol

15- **Glicina-** el cuerpo lo crea a partir de la serina, por eso no es esencial, pero es muy importante pues forma parte del colágeno, la elastina, los tendones, ligamentos, para la sangre y por tanto anti-envejecimiento, regula el sistema nervioso central, mantiene los huesos sanos, interviene en la creación de creatina

Composición: $C_2 H_5 NO_2$

Peso: 75'07 gr/mol

16- **Glutamina-** es el más abundante en el músculo y el cuerpo, y se usa como fuente de energía cuando se acaba el glucógeno, esencial si haces deporte o culturismo, ya que se consume muy rápidamente, evita la perdida de masa muscular, transporta el tóxico amoníaco para ser transformado en urea, es bueno para el sistema inmunitario y es un hidratante a nivel celular, además aumenta la hormona del crecimiento y mantiene a raya el Cortisol (la hormona excitante y en exceso, del estrés)

Composición: $C_5 H_{10} N_2 O_3$

Peso: 146'14 gr/mol

17- **Histidina-** es esencial en los niños, pero los adultos pueden producir una cierta cantidad, atrapa metales pesados tóxicos, es importante en la mielina (capa protectora de los nervios), produce sangre y puede reducir la presión arterial, útil para las alergias ya que se relaciona con la histamina, vasodilatador, en la producción del jugo gástrico, con la beta alanina forma la carnosina que neutraliza los ácidos del músculo, protege la piel, se cree que interviene en el orgasmo facilitándolo

Composición: $C_6 H_9 N_3 O_2$

Peso: 155'16 gr/mol

18- **Prolina-** se produce a partir del ácido glutámico, interviene en la reparación de músculos y huesos pues interviene en la formación de colágeno y del cartílago

Composición: C5 H9 N O2

Peso: 115'13 gr/mol

19- **Serina-** presente en el metabolismo de las grasas, para crear enzimas, para el sistema inmunológico, junto con algunas vitaminas sirve para crear triptófano, puede también derivar en glicina y cisteina, importante hidratante de la piel, metabolismo de las grasas, producción de anticuerpos (la mayoría son proteínas)

Composición: C3 H7 N O3

Peso: 105'09 gr/mol

20- **Tirosina-** el cuerpo lo fabrica a partir de la fenilalanina, por tanto una carencia de fenilalanina puede conllevar a una carencia aun mayor de tirosina. Es un neurotransmisor de la dopamina (placer y memoria), adrenalina y noradrenalina. Imprescindible para la tiroides, de ahí su nombre y en la melanina (pigmentación)

Composición: C9 H11 N O3

Peso: 181'21 gr/mol

La cantidad diaria recomendada de proteínas para una persona normal es de 0'8 gramos por quilo y día, es decir una persona de 80 kilos tiene suficiente con 64 gramos de proteína al día Por ejemplo 220 gramos de ternera contienen unos 60 gramos de proteína, un huevo 6gr, ingeriremos preferiblemente, por lo antes expuesto, los aminoácidos esenciales

Los vegetales, legumbres y semillas, también contienen muchas proteínas, a veces más que la carne y los huevos. En latinoamérica comen arroz con habichuelas (judías) porque juntos contienen todos los aminoácidos esenciales, por separado no

Nota: No olvides que el cuerpo es un laboratorio químico donde se modifican constantemente compuestos para crear lo que necesita o para obtener energía de las reacciones químicas, pero no sabe crearlos todos, o en suficiente cantidad, por eso la dieta adecuada es lo más importante para la salud

Si, ya sé, algunos podrían estar pensando..., ahora voy a tener que cambiar mis hábitos alimenticios, que rollo; Si no quieres, pues no hace falta, una simple naranja por la mañana y un kiwi por la tarde con 3 almendras o avellanas crudas aportan todas las vitaminas y oligoelementos que el cuerpo necesita intactos justo cuando los necesita, es muy simple

Si ademas comes un huevo frito o hervido, que es más asimilable que crudo, ya tienes todo el grupo de aminoácidos que forman parte de tu cuerpo, el resto de la dieta con que sea de indice glucémico bajo o medio será perfecto, un pepino y un tomate al estar crudos también aportan las vitaminas, la fibra y los minerales necesarios, y como ya dije las plantas también contienen proteínas, además son muy bajas en calorías, no se trata de cambiar de dieta si no quieres, sino de añadir algunos alimentos crudos ricos en vitaminas y minerales que tienen un efecto saciante, y saciarse con ellos en vez de con azúcares de índice glucémico alto que producen más y más hambre, producción de grasas, ansiedad y altibajos en el estado de ánimo...

El hígado y la clara de huevo son de muy fácil digestión, súper nutritivos y bajos en grasa y tienen todos los aminoácidos que necesitas (legumbres y vegetales también contienen muchos aminoácidos)

Recuerda que adelgazar = a consumir menos calorías de las que gastas, ¿y que gasta más calorías en el cuerpo? Pues tener más músculo (culturismo) y moverte más ayuda a mantenerlos, incluso sentado en el sofá o tumbado en la cama viendo la televisión se pueden gastar muchas calorías con simples movimientos como levantar un brazo mover una pierna y al cabo de media hora de eso has gastado calorías y has obligado al cuerpo a crear masa muscular para poder hacerlo, quemar calorías no tiene que ser aburrido ni hay porque estar de pie, muévete sentado tumbado o donde sea que estés, cuando se te canse un brazo empieza a mover el otro o la otra pierna, acostumbrate poco a poco, **el ejercicio quita la ansiedad, y ya sabemos que tener ansiedad y comer compulsivamente, van cogidos de la mano**

Recuerda también que los músculos agarrotados provocan cansancio crónico y ganas de no moverte del sofá o de la cama, pues **roban la energía al sistema corporal**, elimina el estrés, exceso de cafeína o lo que sea que te lo produce y estira y desagarrota los músculos poco a poco (sin dañar los tendones, lo digo porque los hay muy bestias) hasta que dejen de robar toda la energía al sistema para mantenerse tiesos y empieces a tener energía para moverte y hacer aquellas cosas que tienes pendientes desde hace tiempo, poco a poco, esa es la clave, al subconsciente no le gustan los cambios bruscos y se opondrá a ellos con todo tipo de razonamientos como ya lo haré mañana, eso no sirve para nada, no sé, no puedo, aunque la realidad es que cambiar poco a poco es bastante fácil

Es fácil saber que músculos están agarrotados robando la energía al sistema y provocando cansancio, presiónalo, y si duele mucho más que el resto es que está agarrotado, porque si es agarrotamiento crónico se han vuelto insensibles, casi no los notas y no te enteras de que lo están

En estados de estrés-ansiedad el cuerpo almacena más grasa de la cuenta porque evolutivamente ante un peligro la opción era correr o luchar (o sea gastar energía), respecto a aquello que nos amenazaba. Hoy en día, sin depredadores y con una vida sedentaria, las hormonas del estrés engordan, ya que no usamos esa energía para nada, y encima **eliminamos la ansiedad que nos produce comiendo dulces y grasas que aun nos ponen más gordos y** entramos en el círculo vicioso del azúcar

Nota: No olvideis que los aminoácidos también son neurotransmisores, y forman parte de la capa protectora de los nervios (mielina), su carecia por tanto puede producir epilepsia y como todo el cuerpo lo controla el cerebro a través de los nervios (con impulsos eléctricos) y hormonas, no os tomeis el tema de los aminoácidos a la ligera, **un albañil sin cemento, por muy bueno que sea, te va a dejar la casa cayendose a pedazos, o dicho de otra forma, un cuerpo sin aminoácidos no puede repararse, ni crear anticuerpos que están hechos de proteinas**

Pero sólo hay que aportar los aminoácidos necesarios, en exceso dañan los riñones, y suben el ácido úrico que daña las aticulaciones, además , como ya he dicho anteriormente más proteinas de la cuenta sólo sirven para engordar, el cuerpo extraerá de ellas el carbono y lo que quede serán más desechos a eliminar

Capítulo 5

Como el 60% del cuerpo de un adulto es agua, trataré sobre lo que conviene saber al respecto

El agua alcalina es muy buena para eliminar los ácidos del cuerpo, sobretodo si estas adelgazando, pero:

Para poder vender alcalinizadores de agua, estan poniendo de moda beber agua alcalina a todas horas y de sus supuestos milagros, lo que no se dice es cuales son sus contraindicaciones, aqui os voy a poner un par de ejemplos:

El ácido clorhídrico durante la digestión es imprescindible para descomponer los alimentos y matar cualquier virus, hongo, o bacteria presente en ellos, y puede producirte un fuerte dolor de estomago tomar agua alcalina si estás digeriendo. Por tanto el agua alcalina fuera de las comidas (ya que lo alcalino, neutraliza los ácidos)

Además , alcalinizar demasiado el cuerpo es tan malo como tenerlo acidificado, ya que los compuestos alcalinos son aún más corrosivos que los ácidos, puesto que desprenden electrones en lugar de capturarlos como hacen los ácidos.

Debemos comer comida alcalinizante, porque como ya he dicho anteriormente, el cuerpo para funcionar produce desechos, la mayoría de caracter ácido que tienen que ser neutralizados. Pero una cosa es neutralizar los ácidos de desecho y otra atiborrarse de pastillas de minerales alcalinos, más agua alcalina, más respiración pránica, que nos llevaría a una alcalosis que también puede enfermar, (pastillas sólo las que recete el médico cuando las necesites). Un poco de agua alcalina fuera de las comidas puede ser bueno, pero como todo, sin abusar ya que la sangre, recalco debe estar entre 7'35 y 7'45 de Ph y ese es muy poco margen de maniobra (si te compras un alcalinizador de agua de dos partes, asegurate de beber la parte alcalina, lo digo porque yo tengo un aparato que en un frasco produce agua alcalina y en el otro ácida, venden tiras en la farmacia para averiguarlo, prueva con la tira el ph, desecha esa agua y ya sabrás que parte es la alcalina)

Hay gente que además predican que hay que beber 8 o más vasos de agua al día, **no saben lo que dicen,** porque:

1-Como ya he dicho, conviene beber poca agua con las comidas porque desharía el ácido clorhídrico

2- Beber mucha agua antes de acostarse obliga a los riñones a trabajar duro, por tanto no dormiremos bien, además los agota

3- Beber demasiado agua de golpe incluso puede matar, los minerales en nuestro cuerpo deben estar en cierta cantidad y compensados, demasiado agua los fluidifica

Nota: El cerebro, los pulmones y los órganos internos tienen una gran cantidad de agua, por eso cuando nos emborrachamos tenemos jaqueca, porque usas el agua del cerebro para eliminar el alcohol, este se empequeñece presionando los nervios y provocando un fuerte dolor de cabeza, si has bebido alcohol, recuerda beber agua o zumo de naranja natural, pero sin pasarte. **No olvideis que el alcohol es un azúcar fermentado por levaduras y bacterias, por tanto engorda**

En resumen: la deshidratación crea un gran estrés en el cuerpo, pero por todo lo que he explicado anteriormente, hay que saber cuando y cuanto beber

Yo para observar como va mi cuerpo de acidez compro unas tiras en la farmacia que sirven para medir el ph de la orina, además el color de la orina también indica si se bebe suficiente, porque a más agua ingerida, más clara es la orina, no se puede tener un metabolismo alto sin beber suficiente agua...

Y recuerda, si tienes problemas de riñon consulta a tu médico sobre cuanta agua te conviene beber

Para las personas sanas, no hay una dosis exacta ya que la cantidad de sal de la dieta, los diureticos como el café o el clima donde se vive, hace que varie la cantidad diaria de agua a consumir, además muchos alimentos ya contienen agua, pero 3 vasos al día fuera de las comidas debería estar bien, pero como es lógico, no hay que beber la misma cantidad de agua un día de verano que estamos a 40 grados centígrados a la sombra, que una mañana fría y húmeda de invierno

El cloro: es un gas tóxico ácido, que estando en el agua, a la que se añade como bactericida, puede penetrar a través de la piel, y acidifica, yo no voy a discutir sobre si hay que quitar el cloro del agua antes de beberla, sólo digo que es ácido, y que respirarlo en forma de gas puede ser mortal, yo he bebido agua de manatial sin cloro toda la vida, igual que lo hizo mi abuelo durante 84 años y estoy muy sano, pero nunca beber de agua estancada, de rios o de origen dudoso

Pero en el agua de la ducha, si que sería bueno que no estabiese presente, porque como ya dije, el cloro penetra a través de la piel

El Fluor: Se ha demostrado que el fluor añadido al agua, como se hacía en Estados Unidos, crea problemas de salud, en exceso produce fluorosis, o sea destrucción del esmalte dental y problemas en el esqueleto, calcificación de la glándula pineal, obesisdad, artritis, desequilibrio de tiroides, y está relacionado con algunos tipos de cáncer, y problemas en la piel

Capítulo 6

Sistema inmunológico, que són los virus, hongos y bacterias y el motivo por el cual compartimos genes

Apartado 6.1 ¿Cómo funciona el sistema inmunológico, y que armas usa para salvarnos la vida?

Los virus, bacterias, hongos y parásitos, intentan alimentarse de nuestra sangre y nuestro cuerpo, es decir, comernos vivos, y entran principalmente por los 7 orificios que tiene el cuerpo (2 genitales, 2 de la nariz, boca y 2 orejas), ocasionalmente también por los ojos, heridas en la piel o por la picadura de un insecto

Nuestro cuerpo tiene un montón de sistemas para protegernos de ellos, siempre y cuando le subministremos lo que necesita y no tengamos un exceso de hormonas del estrés que ralentizan el sistema inmunológico y la producción de otras hormonas y ahí esta la clave

La primera barrera que tiene el cuerpo para protegernos són las mucosas en aparato digestivo, respiratorio y urinario, la cera de las orejas (muchos resfriados entran por el conducto que hay entre las orejas y nariz), también nos protegen las células muertas de la última capa de la piel, más el ácido láctico, la grasa y el sudor que se segrega sobre ella (Ph alrededor de 5.5), la saliva y el sistema lacrimal en los ojos, además del ácido clorhídrico del estomago y la flora intestinal, las células y el cerebro también tienen una capa protectora que impide el paso de intrusos

Si los virus y bacterias logran esquivar estos mecanismos, los glóbulos blancos són los encargados de comerse a esos microbios, complementarios a estos tenemos los linfocitos que crean anticuerpos específicos para cada intruso cogiendo muestras del mismo, producen molécula interferón gama (fiebre malestar general, mialgias y escalofrios, inflamación...) y envían una señal a las células circundantes para que no repliquen ni ADN ni ARN para no reproducir el virus atacante, (los virus sólo pueden replicarse dentro de las células a las que invaden)

Este sistema inmune (células dendríticas, plasmáticas, linfocitos, neutrófilos, einsófilos, mastocitos, monocitos, basófilos... són mecanismos automáticos, por tanto no deben preocuparnos, lo que sí tenemos que saber, es que están compuestos de proteinas, y usan vitaminas y grasas de cadena media para atacar y protegernos, por tanto hay que darles el aporte de vitamina A, C, D y E, más zinc y selenio, ácido láurico (el aceite de coco es rico en él, que es bactericida y funguicida) y no augmentar el nivel de azúcar en sangre para no interferir en el trabajo del sistema inmune, si cuando estamos enfermos perdemos el apetito es por algo... Nuestra tarea será sobretodo dar los nutrientes que necesitan y bajar el nivel de cortisol reljandonos y si hace falta estando en cama

Pongamos un ejemplo: todo adulto ha tenido células anómalas en su cuerpo a lo largo de su vida, el sistema inmunológico las ha detectado y destruido, pero para hacerlo se necesita yodo, que es el que ordena a las células autodestruirse, sin suficiente yodo orgánico, ni los niños crecen, ni las células obedecen (pero sin pasarse, los excesos de vitaminas y minerales són malos)

Cuando yo era niño y mc ponía enfermo, mi madre me daba una infusión de manzanilla y miel (que son antibióticos) con jugo de limón para las vitaminas, muchas plantas contienen antibióticos para defenderse de virus y demás, no digo con esto que tu lo hagas o que no vayas al médico (que si hay que ir), a lo que me refiero es que al cuerpo hay que darle lo que necesita para poder protegernos

Apartado 6.2 Conozacamos un poco al enemigo, al que nos puede robar la salud: virus, bacterias, hongos, parásitos y priones

Virus- un organismo unas 100 veces más pequeño que una bacteria que contiene ADN o ARN en su interior, que sólo se puede replicar dentro de las células del ser al que infecta o parasita, y luego destruyendo dichas células al alimentarse de ellas, para así ir a infectar a otra célula; Como para entrar en una célula se necesita una especie de llave, cada tipo de virus ataca a una zona concreta del cuerpo. Lo que hacen en definitiva es engañar a la célula para que haga copias del virus, en lugar de proteinas para el cuerpo humano. Están protegidos por una membrana proteica o una de grasa, y se cree que son fundamentales en la evolución ya que son capaces de introducir ADN de anteriores organismos infectados a sus nuevos huespedes. Tal vez sea por eso que algunos niños nazcan con anomalías genéticas; Tenemos sistemas que repasan el ADN para verificar que sea el correcto, pero por ejemplo, en el caso de las verrugas estos mecanismos a menudo fallan, el virus de las verrugas (papiloma) entra en el cuerpo a través de pequeñas heridas en la piel, como cuando te rascas fuerte

Por tanto, evitaremos estos virus, no tocándonos nariz, boca y orejas con las manos sucias, si podemos evitar estar cerca de gente con gripe u otros virus contagiosos mejor, y tener el hogar y lugar de trabajo limpios, ¿por qué en los quirófanos hay tan pocos virus y bacterias?, pues porque están limpios y desinfectados, una cocina sucia es un nido de bacterias, ácaros, por no decir cucarachas e insectos que portan virus y enfermedades, evitar la picadura de insectos también nos alejará de ellos

Cuidado con los gatos y mascotas, son portadores de muchas enfermedades y parásitos de estomago o como la toxoplasmosis que puede provocar abortos, ceguera en el bebe, cansancio, ganglios inflamados, aunque a veces puede ser asintomática

Tocar mascotas, heces de mascotas, lavarles sus partes íntimas o dejar que nos laman nos puede salir muy caro a nivel de salud, peor aun dormir con ellos

Los virus no aparecen de la nada, sólo pueden reproducirse dentro de seres vivos y pasan de un ser a otro por contagio, sinó no pueden vivir mucho tiempo

Bacteria- Es un microorganismo unicelular que se reproduce por división celular (haciendo una copia de sí mismo) o por esporas; Pueden vivir en condiciones extremas de presión y temperatura, incluso fuera de la tierra y en cometas, en el hielo, a kilómetros en el interior de la tierra, incluso en elementos radioactivos. Son enemigos naturales de los hongos, de ahí que la penicilina (un hongo) cure infecciones bacterianas, estos seres se pueden mover por si mismos

Puedes tragar un millón de bacterias en solo un mililitro de agua, están por todas partes en cantidades enormes, la mayoría son puestas a raya por nuestro sistema inmunológico, e incluso nos beneficiamos de las que se encuentran en nuestro intestino. Sólo algunas son dañinas, como la tuberculosis, la salmonela, la lepra, el cólera, etc.. Los antibióticos las matan, pero como son usados indiscriminadamente en agricultura y ganadería, se están haciendo resistentes a dichos antibióticos

Son las responsables del yogur, queso, etc.. como ya he dicho, la mayoría no nos daña y el ácido clorhídrico del estomago no sólo está para descomponer los alimentos, sinó también para matar virus y bacterias, en la silaba también esta presente nuestro sistema inmunológico, por tanto, en un sistema inmunológico sano, la inmensa mayoría de virus y bacterias no tienen nada que hacer. Pero tener las sábanas limpias y ducharse almenos una vez a la semana, es necesario para mantenerlos a raya, el sistema inmune tiene sus límites

Hongos- los hongos se dividen en varios grupos, el moho, la levadura, los que producen setas..., se reproducen por esporas que sueltan en el suelo y en el aire, y aquellos que intervienen en la putrefacción de animales son potencialmente peligrosos e incluso mortales, los hongos son parásitos que sueltan enzimas para descomponer externamente y luego absorber el nutriente ya descompuesto, además pueden contener o producir todo tipo de substancias tóxicas e incluso alucinógenas

  Evita tocar materia orgánica en descomposición, se multiplican en los lugares donde hay mucha humedad, por tanto evitaremos los lugares húmedos sobre todo si llevan cerrados mucho tiempo, es importante no tocar el moho, ni permitir que haya zonas húmedas en casa

Parásitos- Principalmente gusanos, que van desde los microscópicos hasta los que miden 10 metros, se instalan en el estomago, pulmón, cerebro, muslo, corazón... Es importantísimo no infestarse con sus huevos que los producen a millones. Sus excrementos que hacen dentro de nuestro cuerpo nos irritan e intoxican, nos roban los nutrientes, crean por ello malformaciones en los niños al dejarlos sin vitamina B12 o hierro, pueden vivir hasta 30 años y han sabido evitar nuestro sistema inmunológico, incluso vivir en el ácido clorhídrico del estómago, los peores son los que proceden de **la ingesta de pescado crudo, la baba de caracol también contiene huevos de gusano, es por ello que las verduras del huerto hay que lavarlas bien; Toda carne cruda o pescado crudo puede contenerlos, por eso hay que cocinar los alimentos o congelar los embutidos de carne cruda almenos 4 días para matar sus huevos, están sobretodo en las**

heces, no tocarlas nunca, lavarse las manos después de defecar, los niños uñas cortas y limpias, mejor no practicar el beso negro, no beber agua en riachuelos donde hayan defecado animales, también está la duela del hígado que es como una babosa plana que se alimenta del hígado, entre otros

El ajo con algún laxante suave puede expulsarlos del estomago, pero cuidado, mucho ajo puede bajar la presión sanguínea, consulta a tu médico si tienes fuertes picores en el ano o crees que tienes este tipo de bichos, hay medicamentos muy efectivos en estos casos

Recuerda que los gusanos parasitarios cagan dentro de nuestro cuerpo y la presencia del amoníaco y putrefacción resultante estresa mucho al cuerpo y puede enfermarlo e irritarnos

Nota: Si sales a buscar caracoles que sea con guantes ya que su baba puede contener huevos de parásitos que se pueden instalar en el cerebro, una vez cocinados al horno o herbidos ya no son un problema, no olvides que los caracoles son capaces de comer plantas que son venenosas para nosotros, por eso hay que dejarlos guardados 15 días para evitar esos tóxicos, ellos los eliminarán a traves de su hígado. Si los compras congelados, ya no representan peligro, ya que la congelación por más de 4 días destruye los huevos, lo mismo con los caracoles de mar

Ácaros- son distintos animales microscópicos (pero mucho más grandes que virus y bacterias) que forman un ecosistema propio, hay los que se alimentan de la piel, el polvo, y los depredadores que se alimentan de estos, sus excrementos nos pueden provocar alergia, y mal olor corporal, ya que los tenemos sobre la piel; La higiene personal y del hogar los mantienen a raya, también estan en el polvo, tanto ellos como sus excrementos (mejor evita los lugares polvorientos)

Priones- Son proteínas defectuosas o mal plegadas, capaces de transmitir sus defectos a proteínas similares, y por tanto contagiosas. Se empezaron a conocer públicamente a través del mal de las Vacas locas, que al alimentarlas con desechos de otras vacas (canibalismo vacuno) desarrollaron las llamadas encefalopatías espungiformes, patologías neuro-degenerativas mortales. Es de origen genético, pero es contagioso si se come o entra en el cuerpo, por lo que yo se, es incurable

Por tanto, por prevención, yo os recomendaría no comer médula osea o partes de la vaca u ovejas como cerebro o partes blandas

Cuando la biblia dice "no cometerás adulterio", se refería a cosas como esta, o a ciertos sujetos, que están investigando gusanos para que sólo del aire, sin comer, produzcan proteínas extrayendo de la atmósfera el carbono y el oxígeno para substituir a la soja ¿Y que pasará cuando esos gusanos se suelten o se tiren sus huevos, proliferen y empiecen a dejar sin oxígeno y carbono la atmósfera? Hay gente que simplemente no piensa

O dos granjas de truchas y pollos creo que en Alemania y Bélgica respectivamente, que fueron clausuradas porque alimentaban a los animales sólo con excrementos humanos; La avaricia..., eso si que es una epidemia letal, y lo de fabricar comida falsa, ya es el colmo

Por tanto, evitaremos que virus, hongos y parásitos entren en nuestro cuerpo con medidas higiénicas como no tocarse los orificios del cuerpo con las manos sucias, sabanas limpias cada semana, no estar en lugares sucios, húmedos o mal ventilados y evitaremos que los niños se contagien con huevos de gusano de estomago con uñas limpias y cortas, lavandose las manos antes de comer, no comiendo carne, pescado o embutido crudo que no haya sido congelado durante 4 días, lavando bien las verduras, o lavando los calzoncillos o braguitas con agua caliente (no si encogen)

Apartado 6.3 ¿¿Porqué compartimos genes teniendo sexo... si las células se clonan (copian) a si mismas...??

Si todos fueramos clones genéticamente idénticos, y un virus contagioso supiera como matarnos, moriríamos todos, en cambio, como ocurrió durante la peste negra que mató a más de un tercio de la población pero a los dos tercios restantes no supo hacerlo, nos deja claro que ser geneticamente diferentes mezclando genes entre distintos individuos nos protege del ataque mortal de virus, hongos, bacterias, parásitos y priones, es por eso, por lo que las células, a pesar de saber replicarse a si mismas, o sea clonarse, comenzaron a compartir genes con otras células creando lo que llamamos sexo. Los virus también extraen ADN de un infectado y pueden traspasarlo a la siguiente víctima, además de mutar para atacar mejor, por suerte, nuestro ADN tiene un mecanismo que repasa periodicamente el genoma, para asegurarse de que es el correcto

Nota: la peste negra mató de media a un tercio de la población, porque en zonas frías las pulgas que transmitían la enfermedad no prosperaban, pero en zonas cálidas, mató al 70% de la población, es decir a dos de cada tres personas

Las células y organismos, ademas de compartir genes, crearon el sistema reproductivo **a prueba de retrasaillos y de sectas engaña bobos...**veamos como:

El cerebro envía una descarga eléctrica hacia los genitales a través del sistema nervioso, si este impulso se reprime porque os dijeron de niños que la castidad es "divina" y otros cuentos de hadas, el impulso se intensifica y se fabrican hormonas excitantes a manos llenas, si se continua reprimiendo la excitación sexual, el impulso eléctrico vuelve hacia el cerebro sobre-excitando la parte dedicada al sexo, volviendo al individuo un salido y sádico sexual como les pasaba a los de la santa inquisición, **no olvides que NO tener sexo incrementa muchísimo la cantidad de testosterona y por tanto la agresividad, e instinto sexual violento**, finalmente el subconsciente toma el control e incluso en sueños, hace que se eyacule, pues el esperma retenido en los testículos se pudriría produciendo un cáncer testicular; **Los cientos de escandalos de curas pedófilos y violadores de monjas y niños, dejan muy claro de lo que hablo**

La castidad es antinatural y no sive para nada, lo importante es el respeto

Compartir genes también hace que las especies evolucionen más rápido y se adapten mejor al medio donde viven, por tanto proliferan más y sobreviven más que aquellos seres que se clonan

También nos protege de errores en la copia del genoma, o enfermedades genéticas por exposición a tóxicos, virus que alteren nuestro ADN, exposición excesiva a radiación ultravioleta o radiación nuclear natural, vamos, que tener sexo es un chollo evolutivo

Respecto a la homofobia religiosa, que es aún más retrasailla todavía que la fingida castidad, te diré, que en 1 óvulo, cuando entran dos espermatizoides a la vez (ya que no se cierra hasta que entra uno entero), y resulta que un espermatozoide es macho y el otro hembra, ese niño puede nacer con cuerpo de hombre y mente y voz de mujer, por tanto, si el sistema reproductivo lo creó Diós, pues a esos niños homosexuales los ha creado Diós, ergo que no les insulten, sólo porque no son agresivos ni les parten la cara a los que se meten con ellos sin ningún motivo; Sinceramente, no he visto cosa más subnormal que un homófogo hiper machista que odia a otro hombre, sólo porque tiene rasgos de mujer, y es porque él considera a las mujeres seres inferiores y no entiende como un hombre quiera parecerse a ellas

¡¿Ah?!! ¿Que los engaña retrasaillos han dicho que la mujer es la encarnacion del mal? Pues sepas que más del 90% de los asesinatos, violaciones, atracos, gerras, torturas y asquerosidades varias de la especie humana han sido hechos por hombres heterosexuales, por tanto, si la mujer y el afeminado son la encarnación del mal, el hombre debe ser el diablo directamente...

¿Acaso no tiene el machote, hormonas femeninas y pezones con todo lo necesario para amamantar y el punto G en el culo que produce orgasmos 4 veces más fuertes?, pues ten por seguro que si los tiene

¿Que no ha aprendido a lubricarse bien y dilatarse para que no le duela? Ni yo tampoco, porque no estoy diciendo que se deje de ser heterosexual, lo que estoy diciendo es que NO hay que ser un retrasaillo, las religiones puede decir misa, pero cada uno tiene su propio cerebro, ¡¡¡QUE LO USEN!!!

¿Acaso creeis que el emperador pagano Constantino, sumo pontífice de todas las religiones del Imperio Romano, iba a permitir la religión judia? Él tenía como diós principal al sol, y engañó a los judios para que adoraran al sol disfrazandolo de Mesías

¿Como iba un emprerador Romano a proclamar hijo de Diós a un Jesús cruzificado por los Romanos? Jerusalen fué destruida hasta no dejar piedra sobre piedra y los judios fueron vendidos como esclavos en el año 70 despues de cristo, por tanto ¿como iba él a proclamar religión oficial y única del imperio Romano, a la religión de unos esclavos judios que ni siquiera tenían la ciudadanía romana y eran enemigos de Roma? No lo hizo, sólo la legalizó como sumo sacerdote de todas las religiones del imperio, es decir que se dejó de perseguir y matar a los judeo-cristianos

La religión solar, entre ellas el **mitraismo**, (de ahí que al sombrero en forma de pez del papa de Roma se le llame **mitra**), del diós **Mitra**, no es más que el Sol muriendo en la cruz del sur en el solsticio de primavera y resucitando al tercer día (o sea, volviendose a elevar en el firmamento) acompañado de sus 12 apóstoles, que son las 12 costelaciones del zodíaco, cuando el Sol nace en el solsticio de invierno lo hace acompañado de las estrellas llamadas los 3 reyes magos o 3 marías (constelación de orión), siguiendo la estrella Sirio que indica el punto exacto por donde nacerá el sol o niño Diós, no olvidemos que a Jesús se le llamaba el nazareno que es como se llama a la estrella Sirio en hebreo (la más brillante del cielo), ¿y qual es el discípulo amado? Pues piscis evidentemente, el Sol ha estado 2000 años en ese signo y por eso el símbolo del cristianismo son los peces, y los apóstoles pescadores, ¿y que es el apocalipsis? pues un montón de astrología, la virgen es el signo astrológico de virgo y su corona no es más que otra costelación, hay muchas pruebas que lo confirman, ¿y que es el camino de Santiago? Pues es el Callis ianus o camino del diós Juno que hacían los Romanos para ver morir al diós Sol en las aguas del cabo de Finisterre desde hace más de 4000 años, pero este no es un libro de pseudo-religiones arcaicas

Quien se quiera arrodillar ante el sol para suplicarle perdón por sus pecados, todo mi respeto, pero yo no me arrodillo ante un reactor nuclear que convierte el Hidrógeno en Helio para pedirle nada, porque en mi opinión no sirve de nada y lo de rezar y adorar a los muertos aunque se les ponga el título de santos tiene orígenes paganos y esta prohibido en la biblia

Pero, **¿qual es la religión correcta?** piensan muchos..., la mía, cree la mayoría, pero se equivocan, la religión correcta es **el respeto**, sin sacrificios; Cuando el respeto sale por la puerta, el diablo y el divorcio entran por la ventana, las personas quieren estar juntas cuando estar juntas es agradable, ¿y que hay más agradable y menos diabólico que respetar y ser respetado?

El mismo emperador Constantino tenía 3 templos donde se hacía adorar como diós viviente, pues los emperadores eran considerados así, como ya he dicho, la religión verdadera y la más anti-satánica es respetar y ser respetado, toda religión que promueva de una forma u otra la falta de respeto, es un engaño, porque proviene de satán que es el señor de la mentira y de promover excusas para el asesinato

Y a las demás religiones, míratelas con pinzas, pues están plagadas de guerras, de matar a la gente a pedradas, y de plagas apocalípticas bárbaras enviadas por algún diós, para que le tengamos miedo... Donde impera el respeto, no hace falta ningún diós castigador

Y si tantas ganas tiene de castigar... pues que juzge a los asesinos, y al resto que nos deje en paz

Dedicado a tratar sobre los tóxicos en la comida, sobre las hormonas y sobre la vida eterna y la eterna juventud

Apartado 7.1 daré una lista reducida de lo que contienen algunos alimentos procesados, metales pesados, alimentos que se sospecha producen cáncer, los pesticidas, microplásticos que alteran nuestras hormonas... Porque la cantidad de cosas insanas presentes en la cadena alimenticia da para un libro entero

Se minimiza su toxicidad, vanalizando sus efectos, como ya se hizo en su día con el pesticida DDT (en cuya propaganda televisiva aparecían niños respirandolo a pleno pulmón), y con el tabaco, que recuerdo que decían que no había suficientes estudios que demostrasen que es cancerígeno y asi estuvieron una década; Porque lo que voy a escribir a continuación crea alarmismo, y no es para menos, **los venenos enferman,** más cuando los estas consumiendo a diario y se almacenan en el cuerpo; No te tomes esta lista a la ligera, pensando que no pasa nada, porque no es cierto

El problema es que la gente no relaciona los venenos en la comida con la enfermedad, pero es bastante evidente

Si en el último siglo los casos de cáncer se han disparado, no es por casualidad, es por tóxicos y hormonas en la comida, y venenos en el agua y en el aire que respiramos, añadamos el estrés y ya tendremos los hospitales llenos, por no decir los cementerios

No contentos con tanta enfermedad ahora se les ha ocurrido plantar verduras modificadas genéticamente en tubos de plástico con agua de depuradora, con algunos minerales de la indústria química donde faltan los oligoelementos, si ya la carencia de uno sólo trae problemas, ya veremos cuando la gente tenga carencia de todos ellos, y nos venden ese sistema llamado hidropónico como lo más maravilloso del mundo, y hay empresas que encima a las plantas les encienden lámparas de rayos

ultravioleta, con lo que esas verduras no ven el sol en su vida, ni descansan por la noche; Auguro un futuro muy negro para la salud de la humanidad

Algunos chinos han ido un paso más allá y se ha descubierto casos en que vendían arroz fabricado con plástico, huevos artificiales hechos con sales de magnesio, fruta falsa... que vendían como si fuera natural

Pasemos a algunos de los tóxicos más comunes:

Acrilamidas- se produce cuando el pan, patatas, granos de café, etc.. se tuestan a 120 grados o más que convierten el aminoácido asparagina, en presencia de azúcares o almidones en potencialmente cancerígeno en altas dosis, pero tiene buen sabor, por ejemplo en las patatas chips

Y no incluyo colorantes,conservantes, aromatizantes, estabilizadores, antioxidantes, saborizantes artificiales (glutamato monosódico) y añadidos varios de los que aun no se han investigado suficiente sus efectos sobre la salud

Bisfenol A (BPA)- Subtancia tóxica para la reproducción humana. Prohibido desde 2011 en biberones en toda la unión Europea, presente en botellas de agua reutilizables, resinas epoxi que recubren algunas latas de comida y refrescos, y algunos plásticos como dosificadores de miel, mayonesa, ketchup..., pegamentos, fibras de la ropa, empastes dentales, ect...

¿De que se acusa al bisfenol A?: Pubertad avanzada, daño cerebral, cáncer de mama y de próstata, deterioro de la función inmune, hiperactividad, agresividad, alteración en el cromosoma... Cuando se prohibe en productos para bebes será por algo

Conservantes BHA (butilhidroxianisol) y BHT (butilhidroxitolueno E-321)- suelen utilizarse juntos:

BHA- derivado de la industria petrolera, se usa hasta en mayonesas y pastillas multivitamínicas, gominolas... para evitar que las grasas se oxiden, en dosis altas, aumento del colesterol, nervios, asma, insomnio...se acumula en el cuerpo, en Estados Unidos se ha prohibido, pero en la unión Europea no en el momento en que se escribió este libro

BHT- otro antioxidante sintético de la industria petrolera, este para productos cosméticos, productos del hogar, pero támbien en la comida, afecta a la sangre, hígado y sistema inmunológico y al comportamiento de ciertos carcinógenos, se acumula en la grasa

Metemos tantos tóxicos en el cuerpo, que para que no nos maten, nuestro organismo los rodea de grasa, ese también podría ser un factor de obesidad, por tanto, si vais a adelgazar mucho procurad tomar depurativos y alimentos que neutralicen dichos venenos

Minerales tóxicos y metales pesados: el mercurio y el plomo atacan al sistema nervioso y producen locura, por ejemplo, el pescado marino suele estar contaminado con mercurio, ya que en la minería del oro se usa para su obtención, también se usaba en empastes, pilas, latas de conserva; Los peces contienen más metales pesados si se alimentan de otros peces, que los que se alimentan de algas, peor aún en el caso del atún que comen peces que ya se han alimentado de otros peces, acumulando en su cuerpo mucho más mercurio tóxico, así cómo ciertos tiburones pequeños que se venden en las pescaderías bajo otros nombres y que la gente los consume ignorando que lo son. El plomo presente en muchas cañerías antiguas unido al arsénico presente en algunas aguas (en mi comarca tienen un alto nivel de arsénico), son fatales para la salud. Estaño y cadmio támbien son metales pesados muy tóxicos que se acumulan en el cuerpo.

Si tienes empastes antiguos de metales pesados y mercurio, te aconsejo que te los cambies, pero ningunos son buenos

Nunca respirar el polvo de las bombillas de bajo consumo o fluorescentes rotos, aparte de que pueden contener mercurio tienen gases tóxicos y asfixiantes, no barrer su polvo sin mascarilla, vi un vídeo donde se habían intoxicado niños ya estando barridos los restos de la bombilla rota y habían quedado calvos por intoxicación

En países donde se busca petroleo y gas por fracking llenan el agua de minerales y gases tóxicos, así como de átomos radioactivos que hay en el subsuelo, ácido sulfhídrico, etc.., por suerte en Europa de momento hemos podido evitar que se envenenen los acuíferos con ese método

Plásticos: los micro-plásticos son una verdadera peste en el siglo 21, alteran el sistema hormonal y bloquean los receptores que están por todo el cuerpo, que le sirven para saber cuando hay que realizar la funciones corporales, dando pié a desajustes de todo tipo, también los respiras cuando planchas, la mayor parte de la ropa es plástico, algunos contienen xenoestrógenos (Ftalatos, parabenos)

No es de extrañar que haya niñas hoy en día que con 10 años ya tengan la regla; Hormonas en la comida, disruptores hormonales, tóxicos, carcinógenos... cada vez que comes, cada vez que bebes, cada vez que te duchas, afeitas o depilas no dejas de meterte derivados del petroleo, biocidas como conservantes, alimentos modificados genéticamente, grasas trans, y aun se preguntan porque cada década hay más cáncer, autismo, mutaciones y enfermedades raras ¡¡¡¡pero si está clarísimo!!!!

Nitratos de sodio- puede dañar los vasos sanguíneos y se relaciona con la diabetes, se usa en carnes procesadas y su efecto nocivo viene precisamente de estar en contacto con proteínas y al ser cocinadas o en contacto con el ácido del estomago formar **nitrosamidas**, que son cancerígenas.

Bromato de potasio- En muchos países ya esta prohibido, porque se usaba para fabricar pan (evitaba que se secase) y producía desde cáncer de riñón a sordera

Medicamentos que dan al ganado- Si los efectos secundarios de los medicamentos para humanos son de escándalo, los de los animales son aun peores, lees los prospectos y te quedas a cuadros, además de anabolizantes, hormonas, antibióticos, alimentos insanos, fosfatos o sulfatos para conservar la carne sin que se pudra tan rápido, también en frutas como melocotones, para que no se echen a perder...

A un árbol de manzano, se le ha metido tanto pesticida, fungicida, varias veces al año, más abrillantador a la fruta para que luzca bonita, que las manzanas de sanas, ya no tienen nada

Además , los plaguicidas se acumulan en el agua, el suelo, la grasa animal...

Pesticidas- al contrario de lo que la gente cree, hay hasta 15 veces más pesticidas en la carne que en los vegetales, porque los animales comen una gran cantidad de vegetales cada día, venenos que se acumulan en su cuerpo, y hasta 6 veces más en la leche que en los vegetales, algunos son:

Clorpirifos- (inhibe la acetilcolinesterasa del insecto, matandolo al colapsar su sistema nervioso)

Diazión- parecido al anterior

Dimetoato- dicen que los pesticidas son seguros, pues la Unión europea lo prohibirá en 2020 por provocar mutaciones genéticas y matar las abejas, se usaba en los olivos para matar la mosca de la aceituna

Metomilo- disruptor endocrino, produce vómitos, mareos, problemas de visión pero el problema es a largo plazo y no se conocen sus efectos, pero por lo general muchos pesticidas son carcinógenos, provocan mutaciones y son teratogénicos (provocan defectos estructurales en el feto)

Haxaclorociclohexano- los establos de las vacas pueden haber sido desinfectados con este pesticida, por tanto no es de extrañar que la leche lo contenga, además, la leche contiene un montón de hormonas, como la del crecimiento, que adicional a la que produce para el ternero, también se le inyecta para que dé más leche, que se relaciona con el crecimiento de los tumores en personas con cáncer (IGF-1)

La leche además contiene hormonas pituitarias, esteroideas y paratiroideas, del hipotálamo, adrenales y sexuales, que son iguales que las nuestras y son absorbidas en el intestino

Carbofurano- pesticida tan seguro... (sarcasmo), que se usa para matar aves rapaces y animales salvajes

Yo me fabrico con ajo y agua un repelente de plagas y a mis plantas los insectos ni se acercan, los Incas sembraban plantas que son repelentes de insectos mezcladas en sus cosechas de cereales y así no se las comían los bichos, no os creáis que los pesticidas sean tan necesarios, son un negocio y el que se muera, pues se ha muerto y punto

Se pueden hacer fungicidas de ajo, cebolla, canela... son seguros y más baratos

Zotal- Para matar las pulgas en los gallineros, súper tóxico

Hormonas- Cuando un animal es sacrificado, sufre y por tanto segrega hormonas del estrés, más las que ya se dan al ganado para que engorde más rápido..., por suerte el clembuterol ya está prohibido en muchos países pero no otro tipo de anabolizantes y hormonas, que ingeridos nos pueden dañar, al contrario que las de la leche de la que dicen que si absorbemos sus hormonas, dicen que las de la carne no porque se destruyen al comer, pero eso no tiene mucho sentido, si se absorben las de la leche, ¿por qué no las de la carne? seguramente porque los estudios alimentarios los pagan los mismos que atiborran al ganado de antibióticos y hormonas y de comida insana, o de soja que ya contiene hormonas femeninas que a los hombres nos van fatal, nos pone el pecho de mujer, flácido y con grasa (la carne cada vez sabe peor o a nada)

Dioxinas- Se forman en procesos donde hay calor y cloro, se acumulan en las grasas de los animales y son difíciles de eliminar del medio ambiente, afectan al sistema inmunológico, a las hormonas, producen problemas en la reproducción y el desarrollo en los niños, se calcula que permanecen en el cuerpo hasta 12 años. Así que ojo con el consumo elevado de grasa animal

Soja- con la que se engorda a muchos cerdos y vacas, tienen hormonas femeninas fatales para el hombre, ademas es indigesta

Sabed que muchas plantas producen venenos, compuestos indigestos y pesticidas naturales para evitar que las plagas se las coman, algunas de estas desaparecen con el cocido, por ejemplo, la patata cruda es tóxica, hervida ya no, pero muchos otros de sus tóxicos vegetales son dañinos

Aceite de coche y combustible quemado (óxido de Nitrógeno, disolventes...) que respiramos a lo largo del día y pasan directos a la sangre, y pueden taponar la pared celular, inutilizar anticuerpos, no olvides la gran cantidad de litros de aire que respiramos al cabo del día

Saxitoxina- microtoxina paralizante presente en micro algas, que se pueden consumir con ciertos mariscos; Un par de veces al año cuando la marea les trae esas algas, los moluscos pueden ser tóxicos durante varias semanas

Ojo con las algas, sus compuestos son extraños para los animales terrestres, y en algunos casos se usan para inducir cáncer en los ratones para la investigación

Uralatos (fibrocemento con amianto)- perjudica al sistema inmunológico y es cancerígeno, veo trozos de uralita en el rio al lado de casa, agua que va a parar a los grifos de las casas que hay en las ciudades más al sur, dicen que sólo es peligroso si se inhala, pero un veneno es un veneno, tanto si se respira como si se ingiere o se bebe

El agua no es H2O como nos quieren hacer creer, contiene todos los productos tóxicos con los que se encuentra añadidos a su estructura, aunque se vea transparente

Nuestros glóbulos blancos rodean (se tragan) los cristales de amianto dejando inutilizado esta parte del sistema inmune, en parte por eso es cancerígeno

Solanina- pesticida natural que crean por ejemplo las patatas al grillar, sobretodo si se pone verde al estar a la luz del sol, y son un inhibidor **de la colesterina** e impide que se destruya la acetilcolinesterasa, (bradicardia, hipersecreción glandular, hipotensión...), no se destruye ni con el hervido, por tanto no comer patatas demasiado grilladas o verdes

HAP's- (hidrocarburos aromáticos policíclicos)- en ahumados, productos deshidratados, carnes a la parrilla, pan de hornos calentados con petroleo (lo más habitual), o producir benzopirenos (carcinógeno)

La tripa artificial de los embutidos, igual que los desodorantes puede contener óxido de aluminio y glicerina como biocidas, entre otros compuestos

Y para no alargar demasiado este libro pondré una lista de otros tantos:

Tetramina

Tetrodomina

Ciguatoxina

Escombrotoxina

Glúcidos y aminoácidos tóxicos

Aflatoxinas

favismo

Latirismo

Glucósidos cianogénicos

PCB's PBB's

THM trialometanos

Organoclorados

Carbamatos

Organofosforados

El teflón de las sartenes desgastadas

y un largo etcétera..

Y ojo con respirar los gases de la estufa de butano y el exceso de humedad que provoca (asma sinusitis, bronquitis...) demasiada humedad no es buena para los pulmones

No hay más que leerse los ingredientes en cremas faciales, champús, crema solar o de bebé para darse cuenta de que la mayoría tiene derivados del petroleo, ya no son jabón o aceites naturales como antes (sales+aceite)

Por tanto, evita tanto como puedas lo antes descrito, porque el cuerpo puede con una cierta cantidad y tipo de veneno, se deshará de él si puede, pero no vale la pena arriesgarse, te va la salud y la vida en ello

Sus efectos dependen de la cantidad, y la duración de la exposición al tóxico, pero ten en cuanta que no todo el mundo tiene el mismo estado de salud, ni le afectan de la misma forma

<u>Cuando un químico de la indústria alimentaria se descubre que es tóxico o cancerígeno, ya estaran pensando en añadir otro que aun no se sepa que también lo és, y es que si algún producto artificial impide que un alimento se pudra durante años, es porque lo más probable es que sea tóxico, sinó los virus, bacterias y hongos ya se lo habrían comido</u>

<u>**Apartado 7.2**</u> Hablemos de las principales hormonas que regulan nuestras funciones corporales

Las **glándulas**, que son 7 excepto en las embarazadas, segregan hormonas que van a parar a unos **receptores** que indican al cuerpo que hacer y cuando hacerlo, éstas interactúan con el sistema nervioso para controlar todo en el cuerpo... cuanta energía gastar, cuando dormir, el estado de ánimo y todo lo demás

Nótese que es importante no consumir cosas que bloqueen esos receptores que están distribuidos por todo el cuerpo, porque provocarían desajustes y/o enfermedades

Las principales hormonas y sus funciones son:

<u>GLÁNDULA HIPÓFISIS O PITUITARIA</u>

ACTH o adrenocorticotropina- Estimula las glándulas suprarrenales para que segreguen hormonas como el Cortisol

ADH o arginina vasopresina- Regula la cantidad de agua en el cuerpo y su función es reabsorber agua cuando esta escasea

FSH o foliculoestimulante- Estimula la ovulación en la mujer y producción de esperma en el hombre

GH u hormona del crecimiento- Como su nombre indica hace crecer, a los niños los convierte en adultos (hormona somatomedina) y en los adultos crea masa muscular y refuerza los huesos, también estimula la oxidación de las grasas (adelgazante), pero cuidado con tomarlas artificialmente, pueden agrandar las orejas, la próstata, la nariz, y otros tipos de problemas y fealdades

LH o luteinizante- Regula el ciclo menstrual, producción de estrógeno..., está activa durante las 2 primeras semanas de embarazo, dando paso a la hormona HCG. En el hombre, regula la producción de testosterona

PRL o prolactina- Sirve para la producción de leche materna

TSH o tirotropina- Es la hormona que estimula la glándula tiroides para augmentar la secreción de hormonas tiroideas T-3 y T-4 (yodo)

<u>GLÁNDULA PINEAL</u>

Melatonina- Se sintetiza a partir del aminoácido triptófano, controla el sueño y está relacionada con la cantidad de horas de luz en los ojos, ya que la regulan, por ello es malo mirar al móvil, la tele o el ordenador en la cama a la hora de dormir, su carencia envejece (disminuye a partir de los 30 años cuando la gándula pineal empieza a deteriorarse o calcificarse), su falta produce insomnio y depresión

GLÁNDULA TIROIDES Y PARATIROIDES

Tiroxina o T4- Regula el metabolismo celular (es excitante), su carencia produce Bocio (inflamación de la tiroides), imbecilidad en niños (puede ser permanente)

Triyodotironina o T3- Regula el crecimiento, ritmo cardíaco y temperatura corporal, tanto la T3 como la T4 son reguladas en la hipófisis, es decir, cuando hay carencia ésta le ordena producir más, cuando hay mucha, le ordena producir menos, pero está supeditada a la cantidad de mineral yodo y del aminoácido tirosina, también de las hormonas del estrés, las corticoides

Calcitonina- Interviene en el metabolismo del calcio disminuyendo su cantidad y en el del fósforo, y es antagonista de la hormona siguiente la PTH

PTH o paratiroidea- aumenta la cantidad de Calcio en sangre, disminuyendo el fósforo, es antagonista de la calcitonina

GLÁNDULAS SUPRARENALES

Cortisol- Es la hormona de la vigilia (nos mantiene despiertos y activos), pero en exceso se convierte en la hormona del estrés, con consecuencias catastróficas si se mantiene a unos niveles altos durante demasiado tiempo. Niveles altos de Cortisol se dan en respuesta de supervivencia en el que hay que huir o atacar, es decir gastar energía, pero hoy en día no huimos de los depredadores ni atacamos a nuestros enemigos pues es de mala educación o podríamos acabar en la cárcel, y si es el jefe, en el paro, por tanto esos niveles altos de azúcar, la presión alta, y más testosterona de la cuenta, reducir el sistema inmunológico (provocando alergias, enfermedades auto-

inmunes, asma, etc..), supresión de otras hormonas (por tanto mala
digestión, colon irritable, inflamación de la mucosa intestinal y mala
absorción de nutrientes, etc..), insomnio, corazón cansado que puede derivar
en infarto o derrame cerebral, falta de concentración, infertilidad y
problemas de índole sexual, envejecimiento prematuro que se nota en la piel,
trastornos psicológicos, órganos pasados de vueltas que pueden derivar,
cuando el cuerpo ya no puede con tanto estrés, en cansancio crónico. Por
tanto, el estrés continuado, que suele retro-alimentarse por el malestar, ira y
frustración que generan, pueden enfermar o matar. La solución es sacar el
exceso de electricidad en los nervios descargando a tierra, caminar descalzo
por la playa, el calor de una sauna o aguas termales, dieta baja en hidratos de
carbono, masajes, y sobretodo vivir lo más relajados posible, (aunque en
según que trabajos y en algunas condiciones económicas que amenazan con
dejarte sin nada, es muy difícil mantener la calma, además la gente cada vez
es más egoísta y mal intencionada y cuanto más poder tienen peor aun).
Tómate tu media hora diaria para desconectar y pasar de todo no haciendo
caso de ningún pensamiento negativo que se te pase por la cabeza (al
principio el subconsciente puede intentar sabotearte, no dejándote tener la
mente en blanco, ya que no le gustan los cambios)

Esta hormona deriva del colesterol, como ya he dicho, disminuye el
sistema inmunológico y también la formación de hueso

Renina- Se activa cuando la presión sanguínea es baja para regularla,
equilibrando sales y fluidos

Eritropoyetina- Estimula la producción de glóbulos rojos cuando escasean

GÓNADAS

Estrógenos- Son las hormonas sexuales femeninas, suben la libido, dan
color a las zonas erógenas, mejoran la producción de colágeno, la
acumulación de grasa en caderas y pecho en la pubertad, en resumen es lo
que hace a la mujer ser como es y diferenciándola del hombre, estas son,

Estrona (a partir de la progesterona), Estriol (a partir de la testosterona) y Estradiol (a partir de la progesterona), se encargan en la célula de activar ciertos genes, su carencia en la mujer puede producir los síntomas de la menopausia, cambios de humor, depresión, presión sanguínea más alta, sobrepeso, osteoporosis (pérdida de masa ósea), colesterol alto, insomnio, sofocos, etc.. También intervienen en el embarazo, gestación y la fertilidad en general

Progesterona- Prepara al útero para acoger al óvulo y que el embarazo vaya bien, como otras hormonas, deriva del colesterol, prepara los senos para la lactancia y durante el embarazo evita la ovulación

Testosterona- Es la hormona sexual masculina por excelencia, fortalece huesos y músculos, también para la producción de glóbulos blancos (sistema inmune) y producción de espermatozoides, es excitante, mejora la memoria a través de la acetilcolina, y es antidepresivo, su exceso puede provocar acné, violencia y agudizar los rasgos masculinos como el vello corporal, más masa muscular, etc..

   Tanto las mujeres tienen hormonas sexuales masculinas, como los hombres femeninas, pero en menor cantidad, hasta tal punto que un hombre con alto indice de prolactina puede producir leche en los pezones igual que lo haría una mujer, lo cual da que pensar sobre nuestro origen, nuestros antepasados debían tener ambos sexos en un mismo ser (andróginos)

PÁNCREAS

Insulina- Es la hormona encargada de introducir la glucosa dentro de la célula, es como una llave por así decirlo, estimula la síntesis de proteínas y ácidos grasos, la retención de sodio y re-aprovechamiento de aminoácidos y re-absorción de potasio. Tanto su carencia como su exceso son dañinos

Glucagón- Actúa cuando el nivel de glucosa en sangre disminuye, estimulando su liberación

<u>PLACENTA</u> (en mujeres embarazadas)

HCG o gonadotropina coriónica- Se encarga de los primeros meses de embarazo, se cree que impide que el sistema inmunológico de la madre mate al bebé en considerarlo un cuerpo extraño

<u>El cuerpo esta lleno de receptores que le informan de cuando hacer sus funciones y cuando no, hay alimentos y tóxicos que bloquean esos receptores provocando desajustes de todo tipo en nuestro cuerpo, por ejemplo, la cafeina bloquea los receptores de adenosina por su parecido</u>

Apartado 7.3 La vida eterna y la eterna juventud

Entonces, ¿dónde se esconde el secreto de la vida eterna? en todas y cada una de las células de todo ser viviente que hay sobre la tierra, porque sinó, ya nos habríamos extinguido, el ADN de la inmortalidad lo tengo copiado, pero inactivo en todas y cada una de las células de mi cuerpo que tienen en su interior una copia exacta de todo mi ADN, sólo las células madre y reproductivas tienen esos genes desbloqueados y activos

Y ¿donde se esconde el secreto de la eterna juventud? Hay dos posibilidades:

1- tiene que ser en cada óvulo, que es capaz de desbloquear todo el ADN incluida la parte de eterna juventud y de replicación infinita que esta bloqueada en casi todas las demás células del cuerpo, excepto en las células reproductivas y células madre, que éstas si que se replican hasta el infinito y pueden repararse, ejemplo: un feto que pierda un dedo, le volverá a salir uno nuevo sin ningún problema (tiene muchas células madre), un adulto que pierda un dedo no le vuelve a salir...

Creo que lo que afirmo queda demostrado con el primer animal en ser clonado, la oveja Dolly, que ya de muy joven presentaba problemas típicos de la vejez, pero no sus hijas que fueron fruto de relaciones sexuales, que nacieron completamente nuevas y jóvenes (es decir, con todo el ADN desbloqueado)

Ya que al ser el óvulo vaciado para introducir una célula ya existente y así clonarla perdió su capacidad de desbloquear todo el ADN que se introdujo

2- otra probabilidad menor es que el ADN de óvulos y esperma ya se producen con todo el ADN desbloqueado para formar un cuerpo entero y no sólo partes de él

Este bloqueo de ADN tiene su parte de lógica, veamos por qué:

Las células son diferentes y tienen funciones diferentes, una célula tiene en su interior la copia exacta de ADN para formar mi cuerpo entero, repararlo y mantener todas sus funciones eternamente, pero sólo leerá la parte que le sirva, el resto del ADN estará bloqueado (epigenética), veamos un ejemplo:

Una célula del ojo, leerá el ADN que le sea útil para ver la luz, mientras que una célula del estómago, leerá la parte de ADN que le sea útil para producir ácido clorhídrico, a pesar de tener ambas células una misma copia exacta de ADN en su interior; Por tanto, ni una célula del ojo serviría en el estomago puesto que no hay luz, ni puede digerir los alimentos, ni una célula del estomago sirve en el ojo ya que no capta la luz, ni el ácido clorhídrico sirve para ver, cada célula tendrá inactivo todo el ADN que no le sirva para sus funciones específicas y sólo leerá aquella parte que le sea útil para hacer aquello que la evolución y/o modificación genética le han puesto a hacer, y digo modificación genética porque en mi libro **"TEHOREMA DE LA EVOLUCIÓN ARTIFICIAL, Darwin, verdades a medias ¡GRANDES MENTIRAS!"** dejo muy claro que lo de que la vida apareció de la nada en un mar primigenio no puede ser verdad (la nada o la casualidad no estudian matemáticas avanzadas)

A este bloqueo y desbloqueo de ADN le llamamos epigenética y sigue activa, ¿cómo funciona?, veamos un ejemplo simple:

Ya que mis abuelos pasaron hambre durante la guerra civil y la segunda guerra mundial, más genes de almacenaje de grasa fueron activados para su descendencia

Aunque yo nunca haya pasado hambre, mi cuerpo almacena más grasa de lo que debería por la carencia alimenticia que pasaron ellos, a pesar de que yo siempre he tenido alimento a mi disposición, y es que a la evolución, le importa mucho la supervivencia de la especie y bastante poco la moda de estar anoréxico para poder pasear por una pasarela de moda

Recientes estudios se han dado cuenta que cada vez que se reproduce una célula se acorta la parte final del ADN llamado telómero, se vio que inyecciones de telomerasa, enzima que vuelve a alargar los telómeros produce cáncer y que por lo tanto no es la solución para alargar la vida, pero se descubrió que la meditación, la vida tranquila y la dieta baja en hidratos de carbono los alargan

Eso tiene mucho que ver con lo que dije anteriormente de mantener los niveles de Cortisol a raya y alta la melatonina durmiendo relajado, que es la hormona encargada de reparar el cuerpo

Muchas religiones antiguas, han hecho hincapié en reactivar la glándula pineal e hipófisis como el secreto para alargar la vida, y tiene su lógica, a partir de los 30 ó 40 años, esas glándulas empiezan a degenerar dejando de producir suficientes hormonas, de hecho las canas son una carencia de encima Catalasa que neutraliza el agua oxigenada interna que nos las provoca

Dicho de otra forma, si el cuerpo no produce las hormonas encargadas de dar la orden de reparar, rejuvenecer, estar activos y producir mucha energía, no es de extrañar que vayamos envejeciendo, pero inyectarlas, puede provocar cáncer, así que no nos queda más remedio que evitar que se calcifiquen o dañen, y que el sueño reparador las repare el mayor tiempo posible, ¿estamos cerca de ser inmortales? yo creo que si, de hecho la tecnología para alargar la vida ya existe, el problema son los gobernantes, que gastan miles de millones de dolares cada año en bombas, pero casi nada en investigación genética, ni creo que les interese que vivamos más (pensiones)

Como el subconsciente, que es quien controla todos esos procesos semi-automáticos es muy obediente, debería investigarse hasta que punto con la auto-hipnosis se pueden alargar, aunque tengo indicios de sobras de que fuimos modificados genéticamente para no vivir demasiado. Doy todos los detalles en el libro **TEHOREMA DE LA EVOLUCIÓN ARTIFICIAL, Darwin, verdades a medias ¡GRANDES MENTIRAS!** Y ya adelanto que va a levantar ampollas en la opinión pública

Con este libro hemos aprendido:

1- Que el **cuerpo** es un laboratorio químico que se crea, se repara y obtiene la energía para vivir a través de **reacciones químicas** que necesitan del aporte de 33 grupos amín en la dosis correcta para poder llevar a cabo dichas reacciones químicas y que genera una serie de desechos, la mayoría de carácter ácido que el cuerpo tienen que neutralizar para no morir, también que conviene buscar el origen de la enfermedad, lo que la genera y no sólo paliar los síntomas, por ejemplo:

Una acidez matutina puede deberse a que duermes hacia el lado derecho dejando el agujero del estomago hacia abajo, si no cierra bien o se abre mientras duermes hará que te entre ácido clorhídrico en el esófago causando una fuerte quemazón o sangrado, en cambio si duermes del lado izquierdo, el estomago queda hacia arriba y el ácido no va hacia el cuello, si te pasase eso deberías consultar con tu médico a ver porque la válvula del estomago no cierra bien, pero cambiar de postura al dormir ya te quita el molesto quemazón por ácido, a mi me pasaba y hasta que no di con la solución, lo pasé fatal, el ácido me corroía por dentro y devolvía mucosidad con sangre por las mañanas

También que para digerir esos elementos usa ácido clorhídrico (estomago) que luego tiene que neutralizar con bicarbonatos naturales (no el de farmacia), en los intestinos o también moriríamos

2- Que tenemos 3 filtros donde eliminamos, expulsando al exterior esos ácidos de desecho y que hay que mantenerlos limpios para que no se obstruyan, y así no acabar corroídos por dichos ácidos que son muy reactivos

3- Hemos aprendido también cuales son esos 33 grupos amín (formados por Nitrógeno e Hidrógeno (amin), Oxigeno, Carbono, fósforo y azufre); y los minerales mayoritarios de nuestro cuerpo, cuál es su función principal, y que enfermedades producen tanto su exceso como su carencia, y porque ciertos minerales tienen que estar en equilibrio y así evitar enfermedades muy graves

4- Como funciona nuestro sistema inmunológico, y como mantener a raya a virus bacterias, hongos, parásitos, ácaros y priones que intentan vivir a costa de devorarnos

5- Nuestro cuerpo tiene un sistema nervioso y hormonal y unos receptores de esas señales que dicen que funciones hay que hacer y cuando hay que hacerlas, que debemos evitar tóxicos, metales pesados, evitar pesticidas y micro-plásticos para tener esos receptores libres de bloqueos y así no enfermar

6- Hemos visto que tanto la vida eterna como la eterna juventud ya existen en determinadas células de nuestro cuerpo, más concretamente en las células reproductivas, y que en el resto de células esta bloqueado el ADN de la inmortalidad, así como que los telómeros se acortan cada vez que se replica una célula envejeciéndola, y que es la melatonina y el sueño despreocupado y profundo el que repara nuestro ADN

Exoneración: no debes seguir los consejos de este libro sin la supervisión de un médico, este libro es para prevenir enfermedades, no para curarlas, si estás enfermo debes consultar a tu médico, aunque hay médicos de primera, de tercera y los hay que sabrá Diós como se sacaron el título, muchos enfermos mal diagnosticados mueren cada año, una segunda opinión por parte de un especialista sobre tu enfermedad nunca estará de más

FIN DEL LIBRO